K.G. りぶれっと No. 54

COVID-19 各国の政策と市民ボランティア

イタリア・アメリカ・台湾・ニュージーランド

斉藤容子　リズ・マリ　李旉昕　石原凌河 ［著］

JN124480

関西学院大学出版会

序

2019年11月、原因不明の肺炎が広がりはじめ、2020年1月には新型コロナウイルス感染症（以下COVID-19）による死者が中国で確認された。世界保健機関（WHO）は2020年3月11日に「パンデミック宣言」を発表した。中国武漢で発生したといわれるCOVID-19ウイルスはグローバル化による人、モノの移動によって瞬く間に世界中へと広がった。そして世界中で経済活動が停滞し多くの人々の生活が脅かされた。そのなかで市民はステイ・ホーム（Stay Home うちにいよう）を合言葉に外へ出ることを自粛または禁止され、多くの国でロックダウン（都市封鎖）が行われた。

その結果、子どもの教育の機会はいとも簡単に奪われ、高齢者はリスクを恐れ家から出られず、そして不安定な雇用に依存する貧困層は更に貧困な状況に陥っていった。「誰かを守るためにも今はステイ・ホーム」と声高々に呼び掛けるマスコミの報道をみて、ステイ（滞在）するホーム（家）がない人たちは誰が守ってくれるのだろうか、一人暮らしの高齢者で買い物へ出かけるのにも恐怖を感じている人たちはどうすれば安心して過ごせるのだろうか。時給や日当で働く人々はこれからどうなるのだろうか。そういった人々は公的な支援によって支えられているのだろうか。多くの疑問が湧いた。このような状況において他国の個人やボランティア団体がどのような役割を担っているのかを考察することは日本の今後の対応においても有益な知見となるのではないかと考えた。関西学院大学災害復興制度研究所の主宰する海外比較法制研究会ではCOVID-19に対する各国の政策と共に市民社会の動きについての事例研究を行った。本書は欧州で最初に激震地となったイタリアに始まり、さらに死者が世界でもっとも多いアメリカが続く。そして世界的に対応が優秀だとされた台湾とニュージーランドに焦点を当てた。

本書は2020年1月以降のいわゆる第一波の時期を中心として書かれて

いる。2021年2月、COVID-19の蔓延から1年が経った今現在も、第二波、三波と更なる脅威が押し寄せ、COVID-19はわれわれの生活を脅かし続けている。刻々と状況が変わる中で古い情報も含まれる。しかし未知の感染症であった第一波の状況に対して政府の対応および市民社会の動きを精査することは今後の対応への知見にもなると考え、本書の出版に至った。

　災害とは「コミュニティまたは社会の機能の深刻な混乱であって、広範な人的、物的、経済的もしくは環境面での損失と影響を伴い、被害を受けるコミュニティまたは社会が自力で対処する能力を超えるもの」(UNDRR（前 UNISDR）2009）との定義をCOVID-19に当てはめるとCOVID-19は災害といえる。しかし、日本の災害対策基本法第二条には「災害 暴風、豪雨、豪雪、洪水、高潮、地震、津波、噴火その他の異常な自然現象又は大規模な火事若しくは爆発その他その及ぼす被害の程度においてこれらに類する政令で定める原因により生ずる被害をいう」とあり、COVID-19は災害救助法の適応もなされず災害として扱われていない。本来であれば激甚災害法、災害対策基本法、災害救助法などさまざまな災害法制を適用し、救える人は要請ではなく公助で即座に救っていかねばならない。また公助で支える一方で「つながる」ことは私たち自身で作り出すものである。本書は、各国のCOVID-19に対してのボランティア団体の動きを紹介する。

世界の COVID-19 の状況

　2019年12月に中国・武漢で最初に爆発的に発生したといわれるCOVID-19は、現在では192の国・地域までその感染が達している。各国の報告に基づきまとめた統計によると、2021年2月4日時点で世界のCOVID-19による死者は226万5559人にのぼっている。最も被害が大きいとされるアメリカではこれまでに45万273人が死亡、2654万5905人が感染している。次いで被害が大きい国はブラジルで、死者数は22万7563人、感染者数は933万9420人となっている。以降は、インド（死者15万4596人、感染者1077万7284人）、メキシコ（死者15万9533人、感染者187万4092人）、英国（死者10万9547人、感染者388万2972人）となっている（Johns Hopkins University 2021）。

世界中で大変な猛威をふるっていることがこれらの数字からも明らかであり、誰しもが何らかの影響を受ける「被災者」となった。しかしその影響はこれまで社会的に脆弱な立場に置かれていた人々や貧困層により深く与えている。その人々をどう社会が支えるのかを考えねばならない。

日本の COVID-19 の状況

　NHK による日本の COVID-19 の状況は、2021 年 2 月 3 日時点で国内感染者数は 39 万 6716 人、死者数は 6,072 人となっている。国内の都道府県別の感染者数をみると、感染者が最多なのが東京都で 10 万 1466 人、大阪府が 4 万 4355 人、神奈川県が 4 万 1403 人、埼玉県が 2 万 5849 人、愛知県が 2 万 4342 人となっている。

　日本における COVID-19 の感染拡大を時系列的に見ていくと、まず 1 月 15 日に日本人初の感染者が確認され、次いで 2 月 3 日に横浜に到着したクルーズ船「ダイヤモンド・プリンセス号」の乗客間での感染拡大と乗客の隔離が大きく報じられた。2 月 13 日には国内初の COVID-19 での死亡者が確認され、日本国内での市中感染が徐々に広がっていった。こうした状況を受け、2 月 16 日には初の専門家会議が開かれた。2 月 27 日には安倍晋三首相（当時）が全国すべての小中高校に臨時休校要請を公表した。政府は、4 月 7 日に 7 都道府県に緊急事態宣言、同月 16 日には全国での緊急事態宣言を出し、5 月 25 日まで継続された。緊急事態宣言により感染の拡大はいったん収束したかにみえたが、第二波、第三波とよばれるパンデミック状態が再び日本全国に広まった。政府は 2021 年 1 月 7 日 1 都 3 県、同月 13 日には 7 府県に対して二度目の緊急事態宣言を発令した。

　本書はまだ収束をみない COVID-19 に対して現時点で明らかになったことをまとめている。現地調査を行えないことや文献が限られているなど多くの制約があった。より詳細な分析と考察は今後の課題とする。

6

参考文献 ••

ISDR, 2009, UNISDR Terminology on Disaster Risk Reduction, (http://www.preventionweb.net/files/11586_UNISDRterminology asia.pdf, 2021 年 2 月 15 日取得).

Johns Hopkins University, 2021, Coronavirus Resource Center, (https://coronavirus.jhu.edu/map.html, 2021 年 2 月 4 日取得).

NHK, 2021, 新型コロナウイルス特設サイト (https://www3.nhk.or.jp/news/special/coronavirus/, 2021 年 2 月 4 日取得).

目　次

イタリア 編

....

ロックダウン下の災害ボランティア

....

1 はじめに

2020年1月30日、世界保健機関（WHO）によって「国際的に懸念される公衆衛生上の緊急事態」に該当すると宣言されたその日、イタリアで国内初めての新型コロナウイルスによる感染者が確認された。中国からの観光客であった。イタリアの閣僚評議会（議長：ジュゼッペ・コンテ首相（当時））は翌日に6か月間の緊急事態宣言を発令し、それに基づく具体策として中国と結ぶ航空便の運航を停止し、感染拡大防止に500万ユーロ（約6億円）を充てる措置を表明した。筆者がイタリアを訪れた2月初旬はまだ中国人観光客と武漢から戻ってきたイタリア人1人の感染が確認されているのみだったため、COVID-19はアジアで流行しはじめているという印象が強かった。テレビのニュースも日本の横浜港に停泊中であったダイヤモンド・プリンセス号の検疫に関する報道が連日されていた。しかし、筆者の帰国後、イタリア北部で中国渡航歴のないイタリア人男性の感染が確認され、その後感染者数が急速に増加した。3月8日にはミラノ、ヴェネツィアなどを含む北イタリア地域が封鎖された。さらに3月10日にはイタリア全土に移動制限が拡大された。その後イタリアは日々深刻な状況に陥っていった。2020年3月20日が第一波時の感染ピークであった。しかし、冬になり更に感染は蔓延し、2021年2月4日時点でCOVID-19の累計感染者数は258万3790人、死亡者数は8万9820人となっている。

本稿ではイタリアの災害対応に関連した制度およびボランティア団体への支援制度を俯瞰する。さらに、COVID-19への政府の政策および災害ボランティア団体の対応を考察する。

2 イタリアの地方制度と医療体制

1948年イタリア共和国憲法が施行され、共和国は「州、県およびコムーネ（市）に区分される」とし3層制の地方制度が示されていた。しかしそ

の 3 層のうち憲法上の自治権を持つのは州のみであり、県およびコムーネ
は共和国の総括的な法律が定める範囲内で自治団体であると 128 条に明記
されていた（高橋利安 2008）。しかし 2001 年の戦後初めて国民投票によっ
て憲法改正が承認されたことによって、憲法第 114 条第 1 項に「共和国は、
コムーネ、県、大都市圏、州および国によって構成される」と改正され、
基本的には上下の関係でない水平的な関係になったとされている。第 118
条の州の権限、県・コムーネ等の権限、行政事務の委任に関しては以下の
ように定めている（高橋 2008）。

> 第 1 項：行政権限は、コムーネに帰属する。ただし、その統一的執行
> 　　　　を確保するために、補完性、差異性、差異適正の原則にした
> 　　　　がって、県、大都市圏、州および国に移譲される場合を除く。
> 第 2 項：コムーネ、県および大都市圏は、固有の行政権限および国又
> 　　　　は州の法律により各々の権限に基づき移譲された行政権限を
> 　　　　保持する。
> 第 4 項：国、州、大都市圏、県およびコムーネは、補完性原理に基づ
> 　　　　き、一般的利益に関する活動の遂行のために、個人および結
> 　　　　合した市民の自発的な自治を促進する。

　コムーネは日本の市町村にあたるが、日本のように人口規模等による市
町村の区別がない。コムーネは中世にイタリア半島の北・中部で都市部を
中心に「住民の自治による共同体」として誕生し、それを核に都市国家が
形成された。その自立性の高さが緊急事態における関連組織の協同体制と
復興過程への市民参加の促進に強い影響を及ぼしている（益子智之
2019）。本稿では以降コムーネを市と明記する。県には県知事がいるが、
市や州と比べると財政規模も大きくない。州は普通州と特別州があり、15
の普通州とシチリア州のような 5 の特別州がある。2001 年の憲法改正時
に従前は州が立法権を有する分野が限定列挙されていたのに対し、「国の
権限に専属する分野」と「国と州の競合的立法事項」が明記され、「それ
以外の全ての分野」についての権限が州に属することになり、州の立法権

が大幅に拡大されることとなった。憲法 117 条に競合的立法事項のリストがあり「災害防護」「健康の保護」等が明記されている。

　OECD によると、イタリアの 1,000 人当たりの総病床数は 3.2 と欧州でも少ない。EU が求めた財政緊縮策として医療費削減を進め、過去 5 年で医療機関約 760 か所が閉鎖され、医師約 5.6 万人、看護師約 5 万人が不足していた（日本経済新聞 2020）。COVID-19 の蔓延でこうした医療資源の不足に拍車がかかり、感染拡大の悪循環に陥った。最大の感染地であるイタリア北部ロンバルディア州では、患者であふれる各地の病院で、病床や人口呼吸器の不足が深刻化した。OECD の資料によれば、人口 1,000 人当たりの急性期病床数は、日本 7.8、ドイツ 6.0、フランス 3.1、オランダ 2.9、イタリア 2.6 と大変低い。しかし、人口 1,000 人当たりの臨床医師数は、ドイツは 4.3 人、イタリア 4.0 人、スペイン 3.9 人、OECD 平均は 3.5 人である。COVID-19 に対応できる人口 1,000 人当たりの ICU のベッド数は、米国の 34.7 床、ドイツ 29.2 床、イタリアは 12.5 床、スペイン 9.7 床である（ダイヤモンド・オンライン 2020）。

　イタリアの医療は、1978 年に設立された国民保健サービス（Servizio Sanitario Nazionale）によって、基本的には保健医療のコストを税収でまかなうシステムに依拠している（小谷眞男 2020）。家庭医のシステム等の医療に関する枠組みに関しては国が決定をするが、その実施に関する規定は州によって異なる。そのため COVID-19 の対応についても、州の対応によって大きな違いがでる結果となった。たとえばもっとも感染者と死者の多いロンバルディア州は 3 月初めの感染者のうち入院者の割合が 66％あるのに対して、隣のヴェネト州は 20％と低い。ヴェネト州は感染拡大を予想し、1 月末時点でパドヴァ大学との連携により PCR 体制を準備し可能な限りの検査体制がとられた。そのため 500 万人の人口をもつヴェネト州の PCR 検査数は 3 月末時点では全州のなかで最も多い。入院を抑えるべきという考え方のもと、感染が疑われる者は直接病院には行かず、家庭医によって選別することで緊急事態の対応がなされた（松嶋健 2020）。

3　イタリアの災害体制

　イタリアにおける災害体制の最初の体系的立法は 1926 年 12 月 9 日緊急法律勅令第 2389 号「地震災害およびそのほかの自然災害における即時救援活動に関する規則」である。同勅令により、公共大臣がこれまでの地震災害の災害対策責任者のみならず他のすべての災害についても中心的な役割を果たすことが期待され、災害救助活動の指揮調整、組織化の責任を委ねられた。1960 年に大規模災害が相次いだことから 1970 年 12 月 8 日法律第 996 号「被災人民の救援・救助、災害防護に関する規定」が成立した。その後、1982 年緊急法律命令第 57 号「災害防護調整担当大臣の設置」が決定し、その後首相府令「災害防護庁を災害防護の指揮統括機関として首相府に設置」が出されたことによって災害防護庁（Dipartimento della Protezione Civile）が設立した。現在のイタリアにおける災害対策の枠組みとなる 1992 年 2 月 24 日法律第 225 号「災害防護国民サービス設置法」が成立した。1998 年 3 月 31 日委任立法第 112 号によって国・州・県・市の所掌事項の配分が規定され、2001 年に災害防護は国と州の競合的立法事項として位置づけられるに至った（小谷 2014）。現在、イタリアの災害対応は災害防護庁が全国統一機関の位置づけを持つ。上記法律によれば災害防護国民サービスとは「自然災害、大惨事及びその他の災害自体によってもたらされる被害やそのリスクから生命の安全・財産・環境を保護する目的」のために設立されたシステムである。現在担当大臣は設けられておらず、全体の運営責任者は首相である。緊急対応のほかにリスクアセスメント、予測、防災対策を含む（OECD 2010）。現在の組織体制は以下のとおりである（図 1）。

　その後災害防護に関しては多くの法令が制定されてきた。こうした国の法令を整理し、簡素化するために 2018 年立法命令第 1 号「災害防護法典」が 2018 年 2 月 6 日に施行された。ただし、災害防護は国と州の競合的立法事項のため国の立法が基本原則を定め、その他を州の立法が定めている。そのため各州でも災害防護に関する法律が制定されている。法典に

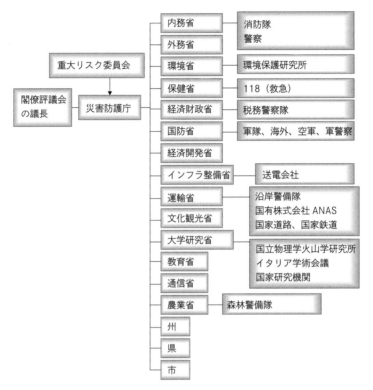

図1　災害防護国民サービスの関係機関図

よって緊急事態の類型も以下のように定められている（芦田淳 2019）。

1) 個々の自治体・行政機関の通常の権限による活動で対応が可能な
   段階。

2) 複数の自治体・行政機関の連携と、期間を限定して認められる特
   別な手段・権限による対応が必要な段階。この段階の当該手段等
   は、州又は自治県の立法により規律される。

3) 即時に、期間を限定して認められる徳罰な手段・権限による対応
   が必要な全国レベルの重大な段階。この段階に対しては、関係す
   る州又は自治県の要請又は同意に基づき、首相の求めに応じて、

閣議により緊急事態が宣言される。当該緊急事態の期間は、原則として最長12か月であるが、さらに12か月の延長が可能である。

4　COVID-19に関する政府の対応・法制度

　イタリア政府は先述したとおり、かなり早い段階から感染症対策に乗り出した。2020年1月31日に緊急事態宣言の発出を受けて2月3日災害防護庁長官令第630号によって災害防護庁および全国災害防護サービスを通して災害防護庁長官が緊急事態対策の調整を行うことが決定した。2月23日に緊急法律命令第6号「COVID-19による感染症緊急事態の抑制と運営に関する緊急措置（2020年法律第13号に転換）」によって感染者への隔離措置が決定し、3月1日首相令で北部11市がレッドゾーンと指定された。レッドゾーンでは税金、光熱費、住宅ローン、保険料などの支払いの延期が可能となった。3月4日首相令が発出され、全国の学校が一斉休校となり、3月8日の首相令によって北部1州と14県において移動制限と飲食店の営業時間制限などが決定された。さらに翌日3月9日の首相令によって3月8日の首相令が全国に拡大され、3月11日には飲食店、小売店、理髪店等の営業が停止された。ヨーロッパで初めての都市封鎖（ロックダウン）の始まりであった。

　移動する際には内務省のホームページから宣誓書（図2）をダウンロードし、外出の際に持ち歩くことになる。

　3月17日緊急法律命令第18号「COVID-19による感染症緊急事態に関連する全国保健サービスの強化措置及び家族・労働者・企業に対する経済支援措置（2020年法律第27号に転換）」には休業労働者に対して給与補填、解雇手続きの停止、有休増加、自営業者らへの補助金、住宅ローン支払いの停止、リモート教育の実施支援措置などの経済支援措置が明記された。3月28日に災害防護庁長官令第658号によって災害防護庁の資金4億ユーロ（約500億円）が食料品など購入費用の支援として全国の市に給付され

以下に署名する私〇〇〇〇，〇〇年〇月〇日，〇〇（出生地）生まれ，Residente として登録している住所〇〇市（県の略称），〇〇通り，現在居住している住所〇〇市（県の略称），〇〇通り，〇〇〇〇が発行した身分証明書〇〇〇〇，証明書番号〇〇〇〇，発行年月日〇〇〇〇（証明書の発行機関，種類・番号・発行年月日を記入。例：外務省，パスポート，番号 xxxx，発行年月日 xxxx），電話番号〇〇〇〇は，虚偽申告の場合には刑事罰を受ける可能性があること（刑法４９５条）を理解し，

自己の責任の下，以下宣誓する。

➢ Covid-19 ウイルスの検疫隔離措置の対象になっていない。また，ウイルス検査で陽性と判定されていない（保健当局から指示のあった移動は除く）。
➢ 移動は　（出発地点住所〇〇〇）　から始まり，目的地は　（到着地点住所〇〇〇）　である。
➢ 国土全域における人の移動制限に関する２０２０年３月２５日緊急政令第１条及び第２条が適用され，本日から効力を持つ感染抑制措置を承知している。
➢ 〇〇〇（出発地点の州名）州知事及び〇〇〇（到着地点の州名）州知事の措置による更なる制限も承知しており，この移動は上記州知事の措置で許可されている（どういった許可事由か明示する）。
➢ ２０２０年３月２５日緊急政令１９号第４条が定める処罰を承知している。
➢ 移動は，以下の理由によるものである。
　　○　証明される業務上の必要性
　　○　極めて緊急性の高い事態
　　○　必要がある状況
　　○　健康上の理由

上に関し，〇〇〇〇〇〇〇〇〇〇〇〇〇〇〇〇〇〇〇〇であることを宣誓する。

日付，時間，審査場所

宣誓者署名　　　　　　　　　　　　　　　　　　　審査担当警察官署名

図２　５月３日版自己宣誓フォーマット（和訳）

出所：在イタリア日本国大使館ホームページ

た。これによって各市が低所得者への食料購入費用支援を実施した。

　ロックダウンによる隔離によって徐々に感染が収まったこともあり、4月26日首相令が出され、5月4日から「第2フェーズ」を開始することが宣言された。これによって公園などが開園、葬儀の解禁、親族の訪問解禁、運動のために自宅から200 m以上離れることが可能となった。しかし、7月には再度緊急事態宣言が10月15日まで延長されることが決定した。さらに2020年10月7日新たな緊急政令が閣議決定され、緊急事態宣言が2021年1月31日まで延長された。そして同時に私的住居以外の閉鎖空間および屋外のあらゆる場所でのマスク着用が義務化された。

　2020 年秋になり、一時は減少傾向にあった新規感染者がまた増加傾向
となった。そのため、2020 年 10 月 24 日首相令が出され、映画館、ジム
やプール等は再度閉鎖となり、飲食サービス業の営業は 5 時から 18 時と
制限されることになった。州ごとにイエロー、オレンジ、レッドとゾーン
分けを行い、外出禁止時間、移動制限、小売店、飲食サービス業制限、教
育活動、公共交通機関などの制限をゾーンごとに規定した。

　国や災害防護庁によってさまざまな対応がなされている一方で、感染者
数については過小評価の可能性もあるとの指摘もある。イタリア保健省と
イタリア統計局（ISTAT）が実施した全国 6 万 5000 人を対象とした抗体
検査の結果、イタリア人口の 2.5％にあたる 148 万人余りが抗体を保有し
ていると推定されており、実際の感染確認者の 6 倍以上が感染していたと
みられる（NHK 2020）。

5　イタリアにおけるボランティア団体

　イタリアは 1991 年法律第 266 号によって「ボランティア法」が設立した。
第 2 条「ボランティアは所属している団体において、有償の活動を一切
行ってはいけない」、第 4 条「ボランティア団体はボランティアに保険を
かける義務がある」といったことが定められた。また第 6 条において「州
と自治県においてボランティア団体として登録をすることができる（義務
ではない）。名簿に登録をされることによって公的な補助金や優遇措置の
対象となることが可能となる」といったことが規定されていた。しかし、
このボランティア法は 2017 年第三セクター法典（立法命令 2017 年 117 号）
が成立したことによって廃止された。この法典によって第 17 条「ボラン
ティアは一切報酬を受けることができない。もし出費があったら所属して
いる第三セクター団体に払い戻しが求められる。ボランティアは所属する
団体と有償労働関係を結んではいけない」とされた。しかし、このコロナ
禍の緊急事態において緊急法律命令 2020 年 14 号 6 条によって「緊急事態
の期間において立法命令 2017 年第 117 号 17 条が規定する制度は無効であ

る」と一時的に有償労働関係が認められた。

　第三セクター法典11条に「第三セクター団体は全国単一第三セクター名簿に登録され、その名簿は労働社会政策省（Ministero del lavoro e delle politiche sociali）が管理する」とされているが、2020年現在においてまだ名簿はできていない。

　登録する際には以下の7種類の中から活動に見合った団体を選び、登録する。

- ボランティア団体　organizzazioni di volontariato（ODV）
- 社会促進団体　associazioni di promozione sociale（APS）
- 博愛団体　enti filantropici
- 社会的企業　imprese sociali（社会的協同組合を含む）
- 協会のネットワーク　reti associative
- 相互扶助団体　società di mutuo soccorso
- その他（協会、財団法人）

　この第三セクター法典によるボランティア団体の定義は以下のとおりとなる（第32条）。

　最低7人によって構成されている、或いは最低3つのボランティア団体によって構成されている組織であり、第三者に対して第5条に述べられた活動を行い、主に団体に属しているボランティアによってその活動が実施される。

第5条に述べられた活動とは以下のとおりになる。

- 障害者
- 医療
- 社会医療
- 教育、育成、文化

- 環境保全、資源の再利用、動物の保護
- 文化財と景観の保護
- 大学と大学以降の教育関連事業
- 社会発展に資する 研究
- 社会的な文化、芸術、レジャー事業
- コミュニティのラジオ放送
- 社会・文化・宗教的な観光事業
- いじめ、不登校等を予防するための取り組み
- 第三セクター団体のためのサービス
- 国際協力
- フェアトレード
- 社会的弱者の雇用促進
- ソーシャル・ハウジング
- 移民の人道的受け入れ
- 社会的農業
- アマチュアスポーツ
- 慈善事業
- 法の尊重の文化・世界平和の文化の普及
- 人権の保護、消費者の権利の保護、社会的共同購買等
- 国際養子手続きのサポート
- 災害防護
- 犯罪組織に没収された公共財の再利用

　他の第三セクターの組織との違いは、「主に団体に属しているボランティアによってその活動が実施される」であり、第33条では、「ボランティア団体は必要最低限に従業員を雇用できる」とあるが、従業員の人数はボランティアの人数の50％を超えてはいけないとされている。さらにボランティアの自治として「ボランティア団体の活動をサポートする. サービス(情報提供、育成、コンサルタント)」を提供するために、CSV(Centro Servizi per il Volontariato・ボランティア支援サービスセンター) の設置

表1　2001年から2018年の非営利団体登録数

年	2001	2011	2015	2016	2017	2018
団体数	235,232	301,191	336,275	343,432	350,492	359,574
雇用者	488,523	680,811	788,126	812,706	844,775	853,476

出所：(ISTAT 2020)

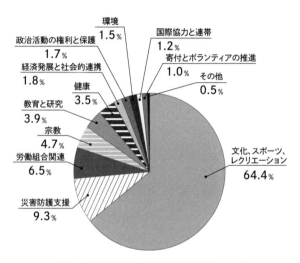

図3　非営利団体の活動領域（%）（2020）

が規定されている。これは公的組織ではなく複数のボランティア団体に
よって運営されている。現在全土に63のCSVが設立されている。

　以下表1のとおり年々、非営利組織の登録団体は増加している。イタリ
ア統計局によれば、登録している非営利組織数は2018年359,574団体あ
り、例年増加傾向にある。またその非営利組織に雇用をされているのは
853,476人で、雇用者も増加している（ISTAT 2020）。それら団体の活動
領域は図3のとおりとなる。全体の359,574団体のうち9.3%が災害防護
支援に従事する団体とある。

6　イタリアの災害ボランティア

　法律 1992 年第 225 号「災害防護国民サービス設置法」の 18 条第 1 項に「災害防護国民サービスは、自然災害に対する予測、予防、救援活動にボランティア団体が幅広く参加することを保障する。」第 2 項に「災害防護国民サービスは 1 項のボランティアの取り組みを促進、調整する。」と規定されている。これによってボランティアは災害後の主要なアクターであることが明文化されている。

　既出の 2018 年立法命令第 1 号「災害防護法典」によってより詳細な事柄について規定されている。

　災害防護に関するボランティア団体は全国レベルと州レベルに分けることができる。現在では災害防護法典が基本法として政府とボランティアとの連携に関しては以下のように構成、装備補助、調整、補償といった観点から規定されている。

　災害防護法典 34 条
　災害防護ボランティア全国名簿を規定
　全国名簿（Elenco nazionale del volontariato di protezione civile）は更に以下のように分けられている。

　　① 中央名簿　Elenco centrale
　　② 地域名簿　Elenco territoriale　各州が管理

　災害防護法典 37 条
　災害防護庁が定める予算内で、ボランティア団体に装備購入に対する補助金を提供する。

　災害防護法典 38 条
　ボランティア団体は、災害防護計画の作成に参加する。

災害防護法典 41 条

ボランティア動員の権限は、全国レベルの災害では首相、州レベルの災害では州知事、市レベルの災害では市長にある。ボランティア団体の活動の調整は中央名簿の団体に対しては災害防護庁が行い、地域名簿の団体に対しては州の災害防護当局が行う。

災害防護法典 42 条

災害防護ボランティア全国委員会（Comitato nazionale del volontariato di protezione civile）を設立。

この委員会を構成するのは以下のとおり。

① 全国審議会 （災害防護ボランティア団体の中央名簿に登録された以下の 59 組織（2020 年現在）が参加）災害が発生すれば災害防護庁と調整を行う。
② 地域審議会（各州）州の災害防護当局と調整を行う。

表2　災害防護庁に登録されている中央名簿

1	AFMAL-ASSOCIAZIONE CON I FATEBENEFRATELLI PER I MALATI LONTANI（「遠いところにいる病人を助ける」会）
2	AGESCI-ASSOCIAZIONE GUIDE E SCOUT CATTOLICI ITALIANI（イタリア全国カソリック・ガールスカウト・ボーイスカウト協会）
3	A.N.P.AS.-ASSOCIAZIONE NAZIONALE DELLE PUBBLICHE ASSISTENZE（全国市民支援協会連合）
4	ARCHEOCLUB D'ITALIA ONLUS（イタリア考古学倶楽部）
5	A.S.PROC-ASSISTENTI SOCIALI PER LA PROTEZIONE CIVILE（災害防護のための福祉専門家）
6	ASSOCIAZIONE NAZIONALE ALPINI（全国山岳部隊協会）
7	ASSOCIAZIONE NAZIONALE AUTIERI D'ITALIA（全国軍事運転手協会）
8	ASSOCIAZIONE NAZIONALE CARABINIERI（全国カラビニエリ協会）
9	ASSOCIAZIONE NAZIONALE CIVES-ONLUS (COORDINAMENTO INFERMIERI VOLONTARI EMERGENZA SANITARIA)（全国医療危機対策ボランティア看護師協会）
10	ASSOCIAZIONE NAZIONALE COORDINAMENTO FARMACISTI VOLONTARI PER LA PROTEZIONE CIVILE（全国災害防護のための薬剤師協会）
11	ASSOCIAZIONE SNE SUPPORTO NAZIONALE EMERGENZE-ASSOCIAZIONE NAZIONALE PROTEZIONE CIVILE E SANITARIO（全国危機対策支援協会）

表 2 災害防護庁に登録されている中央名簿 つづき

12 ASSOCIAZIONE NAZIONALE GEOMETRI VOLONTARI PER LA PROTEZIONE CIVILE A.Ge.Pro.（全国災害防護のための測量士協会）

13 ASSOCIAZIONE NAZIONALE VIGILI DEL FUOCO IN CONGEDO - VOLONTARIATO E PROTEZIONE CIVILE（A.N.VV.F.C.）（全国在郷消防士協会）

14 ASSOCIAZIONE NAZIONALE VIGILI DEL FUOCO VOLONTARI （全国ボランティア消防士協会）

15 ASSOCIAZIONE NAZIONALE MEDICI DI FAMIGLIA VOLONTARI PER LE EMERGENZE ONLUS（全国危機対策家庭医協会）

16 LARES ITALIA-UNIONE NAZONALE LAUREATI ESPERTI IN PROTEZIONE CIVILE （全国災害防護専門学位取得者協会）

17 ASSOCIAZIONE VOLONTARI DI PROTEZIONE CIVILE DEL GRUPPO A 2 A （A2A グループ災害防護ボランティア協会）（※ A2A はイタリアの民間大手エネルギー事業者。その社員の協会）

18 ASSOCIAZIONE RADIOAMATORI ITALIANI-A.R.I.（イタリアアマチュア無線協会）

19 AVIS - ASSOCIAZIONE VOLONTARI ITALIANI DEL SANGUE-PROTEZIONE CIVILE （献血者協会）

20 CARITAS ITALIANA（カリタスイタリア）

21 CENTRO ALFREDO RAMPI ONLUS（アルフレード・ランピ協会） （※アルフレード・ランピは 1980 年に事故で亡くなった少年）

22 CONFEDERAZIONE NAZIONALE DELLE MISERICORDIE D'ITALIA （全国ミゼリコルディア連盟）

23 CORPO NAZIONALE GIOVANI ESPLORATORI ED ESPLORATRICI ITALIANI （C.N.G.E.I.）（イタリア全国ガールスカウト・ボーイスカウト隊）（※非カソリック）

24 CORPO NAZIONALE SOCCORSO ALPINO E SPELEOLOGICO （全国山岳・洞窟救援隊）

25 CORPO VOLONTARI ANTINCENDI BOSCHIVI DEL PIEMONTE （ピエモンテ山火事対策ボランティア協会）

26 CROCE ROSSA ITALIANA（イタリア赤十字）

27 DIPARTIMENTO SOLIDARIETÀ EMERGENZE FIC （イタリア調理師協会・緊急事態支援課）

28 ERA EUROPEAN RADIOAMATERURS ASSOCIATION （ヨーロッパアマチュア無線協会）

29 FEDERAZIONE ITALIANA FUORISTRADA（イタリアオフロード連盟）

30 FEDERAZIONE MOTOCICLISTICA ITALIANA（イタリアバイカー連盟）

31 FIAS - FEDERAZIONE ITALIANA ATTIVITA' SUBACQUEE（イタリアダイビング連盟）

32 F.I.N. FEDERAZIONE ITALIANA NUOTO-ASSOCIAZIONE NAZIONALE DI VOLONTARIATO DI PROTEZIONE CIVILE （イタリア水泳連盟・災害防護ボランティア協会）

33 FIPSAS-FEDERAZIONE ITALIANA PESCA SPORTIVA E ATTIVITA' SUBACQUEE （イタリア・スポーツフィッシング連盟）

34 FIRCB-FEDERAZIONE ITALIANA RICETRASMISSIONI CITIZEN'S BAND （イタリア「シチゼンズ・バンド」無線放送連盟）

35 FISA-FEDERZIONE ITALIANA SALVAMENTO ACQUATICO（イタリア水難救済連盟）

表 2　災害防護庁に登録されている中央名簿　つづき

36　FONDAZIONE CORPO ITALIANO DI SOCCORSO DELL'ORDINE DI MALTA – CISOM（マルタ騎士団イタリア救援隊）

37　GRUPPO CHIRURGIA D'URGENZA PER INTERVENTI DI PROTEZIONE CIVILE ONLUS（災害防護緊急外科グループ）

38　ASSOCIAZIONE PROTEZIONE CIVILE GRUPPO LUCANO -COORDINAMENTO REGIONALE（バシリカータ災害防護協会）

39　GUARDIA COSTIERA AUSILIARIA（海上保安隊補助）

40　LEGAMBIENTE ONLUS　レガンビエンテ（※環境保護団体）

41　MO.D.A.V.I.-PROTEZIONE CIVILE (Movimento delle Associazioni di Volontariato Italiano)（イタリアボンラティア協会運動）

42　NET.PRO（災害防護技術専門家ネットワーク）

43　NUCLEO DI PROTEZIONE CIVILE INPS　INPS 災害防護団（※ INPS はイタリア社会保障保険公社。そこの社員のボランティア）

44　PEDIATRIA PER L'EMERGENZA ONLUS（緊急事態のための小児科医の会）

45　PROCIV ITALIA-ASSOCIAZIONE NAZIONALE VOLONTARI PROTEZIONE CIVILE E SANITA'（全国災害防護医療ボランティア協会）

46　PROCIV-ARCI　ARCI 災害防護協会（※ ARCI はイタリアリクリエーション文化協会）

47　PROTEGGERE INSIEME ONLUS（NPO いっしょに守ろう）

48　PSICOLOGI PER I POPOLI-FEDERAZIONE（世界の人々のための心理士）

49　RAGGRUPPAMENTO NAZIONALE RADIOCOMUNICAZIONI EMERGENZA-R.N.R.E.（緊急無線放送全国協会）

50　RESCUE DRONES NETWORK（ドローンネットワーク救助隊）

51　SCUOLA NAZIONALE DI FORMAZIONE RESCUE PROJECT（レスキュープロジェクト全国救済学校）

52　SIMO HUMANITAS SOCIETA' ITALIANA MAXILLO ODONTOSTOMATOLOGICA HUMANITAS ONLUS（口腔顎顔面外科協会 HUMANITAS）

53　SIPEM SOS FEDERAZIONE SOCIETA' ITALIANA PSICOLOGIA DELL'EMERGENZA（全国緊急事態心理学連盟）

54　SOCIETA' NAZIONALE DI SALVAMENTO（全国水難救済会）

55　S.W.R.T.T. Swift Water Rescue Team Toscana（トスカーナ水難救済チーム）

56　U.C.I.S. - UNITA' CINOFILE ITALIANE DA SOCCORSO（災害救助犬団）

57　UNITA' MEDICO VETERINARIA VOLONTARIA DI PROTEZIONE CIVILE DI FOSSANO フォッサーノ災害防護医療獣医団（※フォッサーノは北イタリアの小さな町。しかし彼らの活動は全国的である）

58　UNITALSI - UNIONE NAZIONALE TRASPORTO AMMALATI A LOURDES E SANTUARI INTERNAZIONALI（ルルドおよび海外巡礼地への患者運送全国協会）

59　VAB VIGILANZA ANTINCENDI BOSCHIVI ITALIA ONLUS（NPO イタリア山火事防止）

　また災害が発生し、これらのボランティア団体に属し活動する者に関しては以下のように規定されている。

災害防護法典 31 条 3 項
ボランティア団体に属することによって、市民は災害防護活動に参加できる。

災害防護法典 39 条
「出動するボランティアに対して、職場の維持が保障される」
　保障規定として、「給与と福利厚生費を国が補填。補填の上限は連続 30 日間、1 年合計 90 日間。全国的な災害の場合、上限は連続 60 日間、1 年合計 180 日間」とされている。自営業者が同様の活動を行う場合、前年の所得に基づき上限 103.3 ユーロの日当が支給される。

　また、災害防護は国と州の競合的立法事項のため、州レベルにおいても災害防護に関する取り組みは多くある。各州のサイトに公開されている災害防護団体リストによれば以下のとおりとなる（表3）。これらには市が構成する災害防護ボランティアグループも加わっている。
　コロナ禍におけるボランティア活動に関しては各州が州知事令を出すことによってボランティアの移動制限が除外されている。たとえばラチィオ州では 3 月 20 日の州知事令において以下のボランティア活動に対して移動規制が免除されている（ラチィオ州 2020）。

- 身体的に自立できない人に対する薬品と食料の自宅への配達
- その他の自宅におけるサポート（簡単な修理、家と本人の衛生管理、さまざまな手続きの実行等）
- 社会的弱者等を受け入れている施設（未成年者、移民、DV の犠牲者）での活動
- 電話等遠隔サービスの活動
- 稼働式設備（たとえば自動車等）を利用したホームレス、麻薬依存者、人身売買犠牲者等の支援のための路上活動

表3　各州の災害防護団体

州名	数	備考
ヴァッレ・ダオスタ州	10	
ピエモンテ州	955	
リグリア州	191	
ロンバルディア州	882	
ヴェネト州	506	
ボルツァーノ自治県	461	ボルツァーノ自治県とトレント自治県の両自治県によってトレンティーノ＝アルト・アディジェ州は構成されている
トレント自治県	152	
フリウリ・ヴェネツィア・ジュリア州	64	別に215の市民ボランティア災害防護グループがある[1]
エミリア・ロマニャ州	413	
マルケ州	315	
トスカーナ州	791	
ウンブリア州	122	
ラツィオ州	495	
アブルッツォ州	223	
モリーセ州	63	
カンパニア州	433	
プリア州	321	
バシリカータ州	73	
カラブリア州	327	
シチリア州	603	
サルデーニャ州	170	
	7570	

7　コロナ禍でのボランティア団体の活動

7.1　ボランティア団体へのアンケート

　2020年7月にローマを含むラティオ州においてgoogleフォームを用いてボランティア団体へのアンケートを行った。インターネットによる回答収集によってCOVID-19の対応を行っている31団体から回答が寄せられた。結果は以下のとおりとなった。

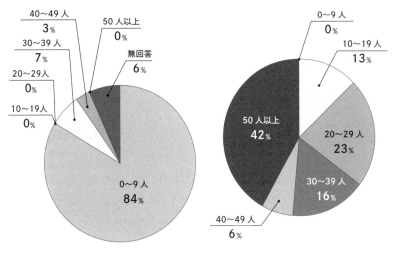

図4　有給スタッフ数（n=31）　　　　図5　無償ボランティア数（n=31）

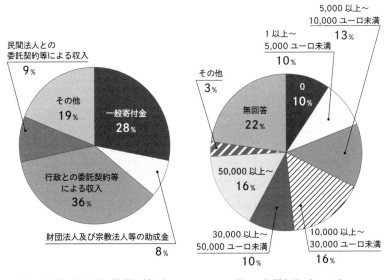

図6　団体の収入源（複数回答可）　　　図7　年間収入（n=31）

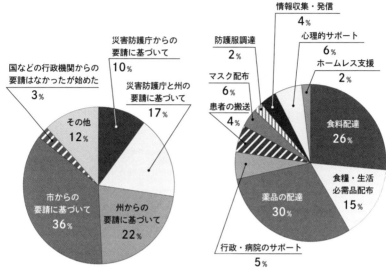

図 8　COVID-19 の活動に関する要請
（複数回答可）

図 9　活動内容（複数回答可）

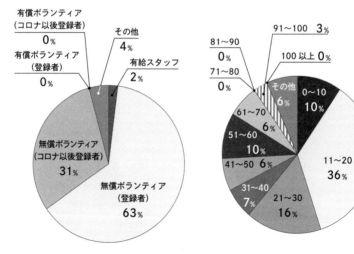

図 10　活動参加者（複数回答可）

図 11　活動人数（n=31）

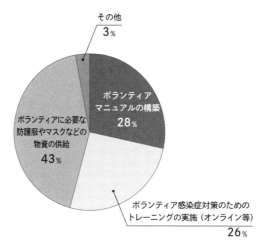

図12　感染症対策（複数回答可）

　84％のボランティア団体の有給スタッフの数は0〜9人と少ない。しかし、登録ボランティアの数は50人以上と回答したところが42％（13団体）あった。COVID-19に対して36％（28団体）が市からの要請を受けて活動を開始しており、市とボランティア団体の関係が緊密であることがうかがえる。多くが主に薬や食糧の配達を実施していたことが明らかになった。ここにあげられた以外の活動としてはトリアージテントの設営、ローマの病院におけるテントの設営、鉄道の駅での支援活動、学徒に遠隔教育に必要なデバイスの配布、医療的輸送などもあった。そしてコロナ禍におけるボランティア活動は団体のボランティア登録をコロナ禍以前にしていた人たちと新たに登録をした人たちによって行われていた。コロナ以後ボランティア登録者が増えたと20団体が回答している。それらのボランティアに対して団体は感染症対策として衛生用品の配布（48％）やマニュアルの整備（28％）などを行っている。しかし、衛生用品そのものが足りなかったり、ボランティアトレーニングをする時間がなかったりという状況によってボランティアの受け入れができなかったとの自由回答もあった。そのため組織的なボランティア活動には参加できなくても「日常のなかで人々の役に立つ行為をしよう」というキャンペーンもあった。たとえ

ばイタリア北部パルマ市ボランティア支援サービスセンターは「あなたの
知人で一人暮らししている人がいたら、その人に電話してあなたの声を聴
かせましょう」というキャンペーンを展開した（CSVnet 2020）。

　CSVnet の第一波時の第三セクターへのアンケートをみるとヴェネト州
にあるヴィチェンツァ市の 119 の第三セクターで 81 の団体が COVID-19
対応の活動をしており、48％が食料や薬の配布であった。また 44％が社
会的・心理的サポートを実施したとある。多くの第三セクターが
COVID-19 に対して緊急的な活動を行ったことが明らかになった。

　また ViacomCBS Networks Italia が Osservatorio Giovani e Futuro（青
年と未来オブサーバトリー）とともに実施した 30 歳以下の若者を対象にし
た調査によると、コロナ蔓延の時期に 51％は「親族や近所の人々を手伝っ
た」、22％は「ボランティア活動に参加し始めた」、35％は「義援金を送っ
た・募金を募った」と答えている（ViacomCBS Networks Italia 2020）。

7.2　カリタス・イタリアへのインタビュー

　COVID-19 によって北部州がまずロックダウンされ、そして全土へ拡大
された。そのなかでボランティア団体はどのような活動をしていたのか。
全国規模で活動を行うカリタスにインタビューを行った。

　全国審議会においてカリタス・イタリア（カリタス本部）、その他の団
体、災害防護庁との連携が調整された。さらにカリタスには地域レベルの
カリタス事務所が全土の司教区レベルで 218 あり、さらに小教区レベルに
わかれている。カリタス地域支部が実施した活動はさまざまである。各地
域の行政や組織と連携し、フリーダイヤルを開設、高齢者や孤立した人々
への電話連絡、ロックダウンの規制を遵守しながら、弱者のための食堂や
宿泊設備の運営、必需品（薬品、食材）の宅配。ホームレス等が密集を避
けるために新しい設備を用意。中央イタリアの被災地で仮設住宅に住んで
いたり、共同生活（たとえば共通トイレを利用）を強いられた人々の問題
の解決。最も人手が不足している病院をサポートするために他の地域から
来た医療従事者に宿泊場所の確保を支援。ボランティア等へのマスク、手

袋、消毒液等の防護装置を確保。亡くなった親族の近くにいることができなかった人々や患者の死亡に直面した医療従事者やボランティアの心理的なサポート。葬儀の費用を負担できない人々を経済的にサポート。電子デバイスがなかったり、IT スキルがないため、リモート教育が困難な家庭を支援。インフォーマルな仕事で所得を得ていた人々への経済的支援などを実施した。

　カリタス本部のサイトや情報機関を通して、地域カリタスが実施したグッド・プラクティス（良い事例）が全国的に共有された。さらに、特定の分野（高齢者、ボランティアの保険、新規ボランティアの育成等）における行動指示マニュアルが本部によって用意された。物資についても企業からの寄付はカリタス本部に届けられたため、カリタス本部が物資の配給を司る部署を設置し、各州に担当者を任命して公平性とニーズの調整が行われた。

　そして地域レベルでは、第三セクター団体と地方自治体とさまざまな活動に関する連携協定が結ばれた。地域レベルにおいて、生活必需品の配達や食料品の配給のためのバウチャーの取り組みが実施された。ボランティアは行動するため各カリタスが作成した証明書、あるいは地域行政と連携して運営している食堂やホームレスの宿泊設備に携わっているボランティアの場合、行政機関が発行した証明書を持ち歩いていた。

　カリタスのボランティアの多くは、災害防護当局の出動命令によって行動をしていたわけではなかったため、災害防護法典に規定されているボランティアに対する措置（給与補填等）に該当していない。

　インタビューに回答をした Andrea La Regina 神父によれば「ボランティア、特に若者のボランティアは増えたと感じている。COVID-19 にハイリスクである高齢者が活動に参加できないというという状況において若者のボランティアは有益であった」と語る。カリタス本部によれば59.4％の支部において 34 歳未満のボランティアが増えた。またフィレンチェのカリタスボランティア（365 人）を対象としたアンケートでは 24.5 ％が COVID-19 を機にボランティアを始めたと回答をしており、うち 41.7％が 30 歳以下の若者であった。

Andrea La Regina 神父は「コロナ禍は社会の矛盾を浮上させた」と指摘する。「社会に疎外されている人々は、危機においてより弱いことが明確にされた。ホームレス、契約のない労働者、精神疾患患者など、阻害されているからこそ、行政の支援政策の対象にならないことがある。一つの例としては、ロックダウンの期間にローマでホームレスに罰金が科された。このような事例は、人々のニーズではなく、法律の形式を基準にした対応の限界を明確にした。行政とボランティアの行動基準の違いがみえる。カリタスは長年の歴史から地域コミュニティのニーズを聞き取り、それに対して速やかに対応することができた。行政に柔軟性がないため、公的な政策が行き届かない分野に対してボランティアの活動が有効であった。ボランティアの活動の基盤は、各ボランティア団体と地域との信頼関係であるから、ボランティアは大きな役割を果たした」と語った。

8　まとめ

「オリエントからの風は、真っ先にイタリアに届く。かつては海路でヴェネチア共和国にやってきた伝染病は、今度は空路でやってきた」(松嶋 2020:118)。イタリアで COVID-19 がミラノを有するロンバルディア州で確認されてから、歯止めがかからず感染が拡大した。一時期感染が抑えられたとみられた COVID-19 も冬になりヨーロッパでは第二波がより深刻な状況となって人々の生命および生命活動を脅かした。それによって経済が立ち行かなくなるという不安からイタリアでも市民によるデモの発生が報じられている。

　本書では第一波の政府の対応と市民ボランティアの動きについて調査を行った。以下明らかになったことをまとめる。

8.1　迅速であった政府の対応

さまざまな対応の不備は指摘されるものの政府は最初の COVID-19 の

感染ケースの発覚後、中国からの国際便の停止など災害防護庁と共に迅速
な対応をとった。しかし、COVID-19 前の医療体制の問題や高齢化社会、
キスやハグの挨拶などのイタリアの社会的・文化的背景によって感染は抑
えきれなかった。その後イタリアはヨーロッパで初めてロックダウンを決
行した。自然災害の緊急時の対応と同様に必要な緊急措置は緊急命令や災
害防護庁長官令などを随時発出する手法がとられていた。その決定につい
ては第一波の際には災害防護庁が2月22日から毎日夕方6時から情報提
供のための記者会見を開催し広く国民に共有された。その結果、30 歳以
下の若者を対象にした調査によれば 82％が自粛期間中に信頼できる情報
源として災害防護庁をあげている（ViacomCBS Networks 2020）。またコ
ンテ首相の支持率は 2020 年 3 月 18 日現在で 71％と過去 10 年間の首相の
なかで最も高い支持率となった。ロックダウンによる外出制限を強いる一
方で、政府による説明責任による国民の理解がいかに重要であるかを証明
している。しかしさまざまな支援のための経済対策が取られているものの
国民に届いていないと不満も聞かれることも事実である。

　コロナ対策をめぐって政治的対立が起こり、2021 年 1 月 26 日コンテ首
相はマッタレッラ大統領に辞表を提出した。そして 2 月 13 日欧州中央銀
行前総裁のマリオ・ドラギ氏が次期首相に任命された。

　また、本稿ではロックダウンという強権的な市民の行動制限の法的根拠
については触れることができなかった。またそれに対しての市民やボラン
ティア団体の考え方も含めて今後の課題とする。

8.2　活動するボランティア団体

　第一波の最中、イタリアのボランティア団体は国や州、市と連携し、
「動いていた」ことが明らかになった。特に災害防護庁や州、市の要請に
よって動いているボランティア団体は多く、平時からの関係性が災害時に
機能したといえる。上記ラツィオ州のボランティア団体のへのアンケート
の自由回答でも 29％（9 団体）が過去の災害対応経験が生かされたと明記
している。またロックダウンの中、多くの若者がボランティアとして脆弱

な立場に置かれた人々を支えた。COVID-19 という未知のウイルスに対して感染対策の物資が十分でなかったために受け入れたくとも受け入れられなかったという事態もあったこともわかった。自由回答でもこの点を今後改善していく必要はあるとの意見があった。しかし多様な形で自主的あるいは協働しながら社会の問題を解決する際にボランティア団体の存在は力強いものであった。ファッション雑誌 ELLE（エル）イタリア版の特集には「イタリアのヒーローは医師、看護師、研究者、ボランティア、そしてコロナウイルス感染症と戦っている患者たち：ありがとう！」（2020 年 3 月 28 日）とある。私たちはこの言葉から 考えさせられることが大いにあるのではないだろうか。

謝辞

本調査にあたり COVID-19 対応にあたる最中インタビューにご回答をいただいた関係者の皆様に厚くお礼を申し上げる。また現地コーディネーターとして調査に多大なご協力いただいた栗原大輔氏に深く感謝を申し上げる。

注

1) 市民ボランティア災害防護グループは全国的にしが形成する組織として存在する。フリウリ・ヴェネツィア・ジュリア州のみ災害防護ボランティアグループが州の災害防護ボランティアリストに入れられていなかったため、別に記す。

参考文献 ●●●

芦田淳，2019，「【イタリア】災害防護（防災）法典の成立」『外国の立法』No. 279-1，（https://dl.ndl.go.jp/view/download/digidepo_11265421_po_02790102.pdf?contentNo=1&alternativeNo=，2020 年 8 月 5 日取得）．

CSVnet, 2020, #fatti sentire: la campagna di volontariato "a chilometro zero," (www.csvnet.it, 2020 年 12 月 15 日取得)．

ダイヤモンド・オンライン，2020，「日本のコロナ医療の弱点、『集中治療ベッド数』はイタリアやスペイン以下」（https://diamond.jp/articles/-/233783, 2020 年 12

月 11 日取得).

Elle, 2020, Coronavirus News Italia: gli eroi sono quelli che lo combattono in prima linea (elle.com, 2020 年 12 月 16 日取得).

ISTAT, Il settore non profit in Italia: trend, forme organizzative, cinque per mille, 2020, (Struttura e profili del settore non profit (istat.it), 2020 年 12 月 12 日取得).

神戸新聞, 2020,「災害法制適用を」 (https://www.kobe-np.co.jp/news/sougou/202004/0013284023.shtml, 2020 年 12 月 16 日取得).

小谷眞男, 2014,「イタリアにおける大規模災害と公共政策――2009 年アブルッツォ 州震災の事例を中心に」『海外社会保障研究』(187):45-57, (http://www. ipss.go.jp/syoushika/bunken/data/pdf/199546187.pdf, 2018 年 12 月 10 日取得).

小谷眞男, 2020,「イタリア:COVID-19 とイタリア――『医療崩壊』から『第二波』まで」 宇佐見耕一・小谷眞男・後藤玲子・原島博『世界の社会福祉年鑑』旬報社, 55-76.

災害防護庁, (http://www.protezionecivile.gov.it/servizio-nazionale/strutture-operative/ volontariato/elenco-nazionale/centrale, 2020 年 12 月 16 日取得).

益子智之, 2019,「イタリア震災復興の論点」『造形』108-117.

松嶋健, 2020,「イタリアにおける医療崩壊と精神保健コロナ危機が明らかにしたもの」 『現代思想』8, 48 (10):117-135.

日本経済新聞 (2020)「米・欧、医師・病床不足に拍車、世界の感染 30 万人超、米、2 日間で 2.6 倍の 2.6 万人」3 月 20 日.

NHK (2020) 新たに確認された感染者数, (https://www3.nhk.or.jp/news/special/ coronavirus/data/, 2020 年 12 月 8 日取得).

NHK (2020) イタリアで大規模抗体検査感染確認の 6 倍以上が感染か, (http://www3. nhk.or.jp/news/html/20200805/k10012551521000.html, 2021 年 2 月 5 日取得).

SELFLESS: "IRRESPONSIBLE TO WHOM?," (Covid-19, la tua generazione si dimostra resiliente e altruista: "Irresponsabili a chi?" - News Mtv Italia, 2020 年 12 月 14 日取得).

高橋利安, 2008,「イタリアにおける地方分権と補完性原理」若松隆・山田徹編『ヨーロッ パ分権改革の新潮流』中央大学出版部, 63-92.

ラチィオ州, 2020, Regione Lazio, (1005110051COVID19_OrdinanzaRegioneLazio_20ma rzo2020.pdf (volontariato.lazio.it), 2020 年 12 月 15 日取得).

ViacomCBS Networks Italia, 2020, Giovani e coronavirus: irresponsabili a chi?, (https://confindustriaradiotv.it, 2020 年 12 月 20 日取得).

在イタリア大使館, 2020,【注意喚起】新型コロナウイルス感染症対策:移動のための 内務省「自己宣誓書フォーマット (5 月 3 日版), (https://www.it.emb-japan. go.jp/itpr_ja/11_000001_00131.html, 2020 年 10 月 9 日取得).

2020 年 1 月 30 日 - 5 月 19 日までに出された
COVID-19 対応に関する主な閣議決議、省庁令、緊急法律命令

2020 年	イタリア語名	和訳	概要
1 月 30 日	Ordinanza del Ministro della Salute 30 gennaio 2020 Misure profilattiche contro il nuovo Coronavirus (2019- nCoV)	2020 年 1 月 30 日保健省令 COVID-19 予防措置	中国からの航空便を停止
1 月 31 日	Delibera del Consiglio dei Ministri 31 gennaio 2020 Dichiarazione dello stato di emergenza in conseguenza del rischio sanitario connesso all'insorgenza di patologie derivanti da agenti virali trasmissibili	2020 年 1 月 31 日閣議決議 感染可能なウイルスによる病気の発生に関連した保健リスクに対する緊急事態の宣言	6 か月の緊急事態宣言 「緊急事態に関連する措置は災害防護庁長官令に基づく」と定めている 上述の措置のための予算は 5,000,000 ユーロまで
2 月 3 日	Ocdpc n. 630 del 3 febbraio 2020 Primi interventi urgenti di protezione civile in relazione all'emergenza relativa al rischio sanitario connesso all'insorgenza di patologie derivanti da agenti virali trasmissibili	災害防護庁長官令第 630 号 感染可能なウイルスによる病気の発生に関連した保健リスクに対する緊急事態に関する災害防護緊急措置	災害防護庁および全国災害防護サービスを通して、災害防護庁長官が緊急事態対策の調整 (coordination) を行う
2 月 23 日	Decreto-legge 23 febbraio 2020, n. 6 Misure urgenti in materia di contenimento e gestione dell'emergenza epidemiologica da COVID-19 *Decreto-Legge convertito con modificazioni dalla L. 5 marzo 2020, n. 13*	緊急法律命令第 6 号 COVID-19 による感染症緊急事態の抑制と運営に関する緊急措置 (2020 年法律第 13 号に転換)	感染経路が不明な感染者が確認された市・地域において、移動・経済活動・社会活動を制限し、感染予防措置 (隔離措置等) を首相令 (DPCM) によって導入することができる 感染対策の予算に 20,000,000 ユーロ追加 隔離措置を遵守しない人は刑法第 650 条によって罰する (「治安・公共衛生に関する行政措置の不順守」禁錮 3 か月まであるいは 206 ユーロの罰金)
3 月 1 日	Dpcm 1 marzo 2020 Ulteriori disposizioni attuative del decreto-legge 23 febbraio 2020, n. 6, recante misure urgenti in materia di contenimento e gestione dell'emergenza epidemiologica da COVID-19	2020 年 3 月 1 日首相令 2020 年 2 月 23 日緊急法律命令第 6 号の追加執行措置	北部 11 市をレッドゾーンに指定 北部 3 州 2 県で学校閉鎖、イベント・スポーツ競技停止等

2020 年 1 月 30 日 – 5 月 19 日までに出された
COVID-19 対応に関する主な閣議決議、省庁令、緊急法律命令 つづき

2020 年	イタリア語名	和訳	概要
3 月 2 日	**Decreto-legge 2 marzo 2020, n. 9** Misure urgenti di sostegno per famiglie, lavoratori e imprese connesse all'emergenza epidemiologica da COVID-19 *Abrogato dalla L. 24 aprile 2020, n. 27*	**緊急法律命令第 9 号** COVID-19 による感染症緊急事態に関連する家庭・労働者・企業に対する緊急支援措置（2020 年法律第 27 号により廃止）	レッドゾーンにおいて、税金・光熱費・住宅ローン・保険料等の支払いを延期等
3 月 4 日	**Dpcm 4 marzo 2020** Ulteriori disposizioni attuative del decreto-legge 23 febbraio 2020, n. 6, recante misure urgenti in materia di contenimento e gestione dell'emergenza epidemiologica da COVID-19, applicabili sull'intero territorio nazionale	**2020 年 3 月 4 日首相令** 全国を対象にする 2020 年 2 月 23 日緊急法律命令第 6 号（COVID-19 による感染症緊急事態の抑制と運営に関する緊急措置）の追加執行措置	全国一斉休校措置、スポーツ競技・文化イベント停止、劇場・映画館閉館 高齢者に対して外出を控える要請
3 月 8 日	**Dpcm 8 marzo 2020** Ulteriori disposizioni attuative del decreto-legge 23 febbraio 2020, n. 6, recante misure urgenti in materia di contenimento e gestione dell'emergenza epidemiologica da COVID-19, applicabili sull'intero territorio nazionale	**2020 年 3 月 8 日首相令** 全国を対象にする 2020 年 2 月 23 日緊急法律命令第 6 号（COVID-19 による感染症緊急事態の抑制と運営に関する緊急措置）の追加執行措置	北部 1 州と 14 県において 移動制限、飲食店の営業時間制限（午前 6 時から午後 6 時まで営業可能）、屋内公共施設の閉鎖等 第 1 条「必要であることが証明できない移動は禁じられる」により、実質上自己宣言書の提出が要求されるようになる。しかし「自己宣言書の提出の義務」は定められていない（以降も同じ）
3 月 9 日	**Decreto-legge 9 marzo 2020, n. 14** Disposizioni urgenti per il potenziamento del Servizio sanitario nazionale in relazione all'emergenza COVID-19. *Decreto-legge abrogato dalla L. 24 aprile 2020, n. 27*	**緊急法律命令第 14 号** COVID-19 による感染症緊急事態に関連した全国保健サービスを強化するための緊急措置（2020 年法律第 27 号により廃止）	公共医療の人材の増加、医療機器の購入システムの簡略化

2020年1月30日‒5月19日までに出された
COVID-19対応に関する主な閣議決議、省庁令、緊急法律命令 つづき

2020年	イタリア語名	和訳	概要
3月9日	Dpcm 9 marzo 2020 (#iorestoacasa) Ulteriori disposizioni attuative del decreto-legge 23 febbraio 2020, n. 6, recante misure urgenti in materia di contenimento e gestione dell'emergenza epidemiologica da COVID-19, applicabili sull'intero territorio nazionale.	2020年3月9日首相令 全国を対象にする2020年2月23日緊急法律命令第6号（COVID-19による感染症緊急事態の抑制と運営に関する緊急措置）の追加執行措置	3月8日首相令の措置を全国に拡大
3月11日	Dpcm 11 marzo 2020 Ulteriori disposizioni attuative del decreto-legge 23 febbraio 2020, n. 6, recante misure urgenti in materia di contenimento e gestione dell'emergenza epidemiologica da COVID-19, applicabili sull'intero territorio nazionale.	2020年3月11日首相令 全国を対象にする2020年2月23日緊急法律命令第6号（COVID-19による感染症緊急事態の抑制と運営に関する緊急措置）の追加執行措置	飲食店・小売店、美容師等営業休止 製造業においては衛生プロトコルの導入等を要請
3月12日	Decreto Ministero delle Infrastrutture e Trasporti 12 marzo 2020 n. 112	インフラ交通省令第112号	空港閉鎖（17の主要空港のみ機能）
3月17日	Decreto-legge 17 marzo 2020 n. 18 - #DecretoCuraItalia Misure di potenziamento del servizio sanitario nazionale e di sostegno economico per famiglie, lavoratori e imprese connesse all'emergenza epidemiologica da COVID-19 *Decreto-Legge convertito con modificazioni dalla L. 24 aprile 2020, n.27*	緊急法律命令第18号 COVID-19による感染症緊急事態に関連する全国保健サービスの強化措置及び家庭・労働者・企業に対する経済支援措置 （2020年法律第27号に転換）	休業している労働者に対する給与補填、解雇手続きの停止、有休増加、自営業者への補助金、住宅ローン支払いの停止、リモート教育を実施するための支援措置等
3月17日	Decreto Ministero delle Infrastrutture e Trasporti 17 marzo 2020 n. 120	インフラ交通省令第120号	イタリア入国者に14日間の自己隔離義務付け
3月20日	Ordinanza del Ministro della Salute 20 marzo 2020 Ulteriori misure urgenti di contenimento del contagio sull'intero territorio nazionale	2020年3月20日健康省令 全国に及ぶ感染防止緊急措置	公園等屋外公共施設閉鎖 屋外のレジャー活動禁止 メインの住居以外の持ち家への移動禁止

2020年1月30日−5月19日までに出された
COVID-19対応に関する主な閣議決議、省庁令、緊急法律命令　つづき

2020年	イタリア語名	和訳	概要
3月22日	Dpcm 22 marzo 2020 Ulteriori disposizioni attuative del decreto-legge 23 febbraio 2020, n. 6, recante misure urgenti in materia di contenimento e gestione dell'emergenza epidemiologica da COVID-19, applicabili sull'intero territorio nazionale.	2020年3月22日首相令 全国を対象にする2020年2月23日緊急法律命令第6号（COVID-19による感染症緊急事態の抑制と運営に関する緊急措置）の追加執行措置	一部を除き生産活動を全土で一時停止
3月25日	Decreto-legge 25 marzo 2020, n. 19 Misure urgenti per fronteggiare l'emergenza epidemiologica da COVID-19.	緊急法律命令第19号 COVID-19による感染症緊急事態に対応する緊急措置	移動・活動の制限措置の延期を規定（緊急事態が解除されるまで、何回も30日まで延期可能） 不要な外出への罰金引き上げ（400ユーロから3000ユーロ）、外出する陽性者の罰は禁錮3か月から18か月および罰金500ユーロから5000ユーロ
3月28日	Ocdpc n.658 del 29 marzo 2020 Ulteriori interventi urgenti di protezione civile in relazione all'emergenza relativa al rischio sanitario connesso all'insorgenza di patologie derivanti da agenti virali trasmissibili.	災害防護庁長官令第658号 感染可能なウイルスによる病気の発生に関連した保健リスクに対する緊急事態に関する追加災害防護緊急措置	食料品等購入費用支援4億ユーロ発表。災害防護庁の資金から、全国の市に給付 各市が低所得者に対する食品購入費用支援を実施
4月1日	Dpcm 1 aprile 2020 Disposizioni attuative del decreto-legge 25 marzo 2020, n. 19, recante misure urgenti per fronteggiare l'emergenza epidemiologica da COVID-19, applicabili sull'intero territorio nazionale.	2020年4月1日首相令 全国を対象にする2020年3月25日緊急法律命令第19号（COVID-19による感染症緊急事態に対応する緊急措置）の執行措置	移動・集会制限等が4月13日まで延長

2020年1月30日-5月19日までに出された
COVID-19対応に関する主な閣議決議、省庁令、緊急法律命令　つづき

2020年	イタリア語名	和訳	概要
4月8日	Decreto-legge 8 aprile 2020, n. 23 - #DecretoLiquidità Misure urgenti in materia di accesso al credito e di adempimenti fiscali per le imprese, di poteri speciali nei settori strategici, nonche' interventi in materia di salute e lavoro, di proroga di termini amministrativi e processuali.	緊急法律命令第23号 企業に対する資金へのアクセスおよび税金支払い、戦略的な分野における特別権限、健康と労働の分野での取り組みに関する緊急措置	企業に対する銀行融資を90%から100%国が担保する制度等（融資の上限は売り上げの25%等）、4月と5月の税金の支払いの延期等
4月10日	Dpcm 10 aprile 2020 Ulteriori disposizioni attuative del decreto-legge 25 marzo 2020, n. 19, recante misure urgenti per fronteggiare l'emergenza epidemiologica da COVID-19, applicabili sull'intero territorio nazionale.	2020年4月10日首相令 全国を対象にする2020年3月25日緊急法律命令第19号（COVID-19による感染症緊急事態に対応する緊急措置）の追加執行措置	移動・集会制限等が5月3日まで延長 書店、文具店、子ども用衣料店の営業解禁
4月26日	Dpcm 26 aprile 2020 Ulteriori disposizioni attuative del decreto-legge 23 febbraio 2020, n. 6, recante misure urgenti in materia di contenimento e gestione dell'emergenza epidemiologica da COVID-19, applicabili sull'intero territorio nazionale.	2020年4月26日首相令 全国を対象にする2020年2月23日緊急法律命令第6号（COVID-19による感染症緊急事態に対応する緊急措置）の追加執行措置	5月4日から「第2フェーズ」開始 公園等の開園、葬儀の解禁、親族の訪問解禁、運動のために自宅から200m以上離れることが可能 製造業・建設業の再開
4月30日	Decreto-legge 30 aprile 2020, n. 28 Misure urgenti per la funzionalità dei sistemi di intercettazioni di conversazioni e comunicazioni, ulteriori misure urgenti in materia di ordinamento penitenziario, nonché disposizioni integrative e di coordinamento in materia di giustizia civile, amministrativa e contabile e misure urgenti per l'introduzione del sistema di allerta Covid-19.	緊急法律命令第28号 司法傍受、刑務制度、民事司法、行政司法等に関する緊急措置、COVID-19アラートシステムの導入に向けた緊急措置	濃厚接触通知システム（携帯用アプリ）の運営基準を制定（システムの概要、プライバシー、データ管理）
5月16日	Decreto-legge 16 maggio 2020, n. 33 Ulteriori misure urgenti per fronteggiare l'emergenza epidemiologica da COVID-19	緊急法律命令第33号 COVID-19による感染症緊急事態に対応する追加緊急措置	5月18日から州内の移動解禁 6月3日から他州及び外国への移動は原則として解禁

2020 年 1 月 30 日 – 5 月 19 日までに出された
COVID-19 対応に関する主な閣議決議、省庁令、緊急法律命令 つづき

2020 年	イタリア語名	和訳	概要
5 月 17 日	Dpcm 17 maggio 2020 Disposizioni attuative del decreto-legge 25 marzo 2020, n. 19, recante misure urgenti per fronteggiare l'emergenza epidemiologica da COVID-19, e del decreto-legge 16 maggio 2020, n. 33, recante ulteriori misure urgenti per fronteggiare l'emergenza epidemiologica da COVID-19.	2020 年 5 月 17 日首相令 2020 年 2 月 23 日 緊急法律命令第 6 号（COVID-19 による感染症緊急事態に対応する緊急措置）及び 5 月 16 日緊急法律命令第 33 号（COVID-19 による感染症緊急事態に対応する追加緊急措置）の執行措置	小売店、飲食店等再開
5 月 19 日	Decreto-legge 19 maggio 2020, n. 34 Misure urgenti in materia di salute, sostegno al lavoro e all'economia, nonché di politiche sociali connesse all'emergenza epidemiologica da COVID-19.	緊急法律命令第 34 号 COVID-19 による感染症緊急事態に関連する保健、雇用・経済支援策、社会政策に関する緊急措置	家庭、企業に対する支援策（各種の補助金等）

アメリカ 編

······································

Covid19 in the U.S.

······································

1 Introduction

Management of the Covid19 pandemic in the United States has been a complete failure, the worst of any country in the world, evidenced by the fact that as of Dec 2020, the number of people who died from Covid19 in the United States represents more than half of all Covid19 deaths in the world. Put another way, the number of people in the U.S. who died from Covid19 is larger than all other countries of the world, combined. However, these people did not have to die; this is an avoidable tragedy. Among the multiple factors which can be understood as contributing to the "unique failure" of the United States (Leonheart, 2020) the largest by far were the multiple failures of President Trump and his government to manage the pandemic, even though the United States had previously had a pandemic management plan in place. It was decided that the national government would function as a "backup" (Altman, 2020), which put states and local authorities in charge of individual (local, municipal, and state) responses and pandemic control measures. Along with this lack of national coordinated pandemic response leadership, Trump actively pushed for "opening the economy" at all costs, pitting public health measures against getting back to business as usual (Altman, 2020). Along partisan lines, Trumps supporters in government (including state governors and other elected officials) rejected the implementation of public health measures, especially the wearing of face masks. Downplaying the risks and dangers of the virus, Trump and these government officials, along with voices supporting them in the media, further deepened the beliefs of many in the general public that Covid19 is not real, or the false dichotomy of the economy vs. Covid19 prevention measures. Although there are other factors which made the impact of Covid19 much worse, including a culture of individualism, a federalized system of government, lack of public health and coverage, underlying social and economic vulnerabilities and health disparities, and a widespread skepticism about science, blame should be first and foremost laid at the feet of the failure of the national government and the Trump administration.

Even as distribution of the first vaccines has started in Dec 2020, the devastation wrought by Covid19 on the American people, including deaths and the loss of loved ones, long term health impacts as well as economic misery for a vast number of people, continues to grow.

2　U.S. context and background

The first case of Covid19 in the United States was confirmed near Seattle, Washington on Jan 21st, 2020. Although the first official Covid19 death was reported at the end of February, it was later established that several people had died with Covid19 weeks earlier when testing was severely restricted (Chappel, 2020). By the end of January, the United States issued a travel ban for China; travel bans for South Korea and Italy followed in February, in response to outbreaks in those countries.

The White House Coronavirus Task Force was established at the end of January, chaired by the Secretary of Health and Human Services; in late February, Vice President Mike Pence was appointed to lead the Task Force. In March, Pence designated the Federal Emergency Management Agency (FEMA) to lead the federal response to the pandemic (Dept of Homeland Security, 2020). Including statements and actions by member of the Task Force, there have been numerous problems of inconsistent messaging from Donald Trump's administration to the United States public about the virus. These statements have challenged principles of science and medical fact, and undercut the work and messaging of the Centers for Disease Control (CDC), whose own actions also included some mistakes. Trump and his allies also directed political animosity towards the World Health Organization (WHO), including disregard of science as well as withdrawing U.S. support for the organization.

Founded as the Communicable Disease Center in 1946 and renamed the Centers for Disease Control in 1970, the CDC is within the U.S. Department of Health and Human Services and works to fight diseases inside and outside the U.S.

However, the CDC's ability to fight pandemics had been weakened by Trump's administration even before the Covid19 outbreak. The CDC's Global Health Security and Biodefense unit had been established in 2015 after the Ebola outbreak under the National Security Council (NSC). While not all of the members were fired, the task force had been disbanded in 2018 (Reuters, 2020, and Washington Post, 2020). Also before Covid19, the last CDC staff who had been stationed in China was recalled in 2019, leaving the CDC without the ability to monitor emerging diseases in China.

Public confidence in the agency's ability to handle the pandemic was undermined not only by the actions of President Trump and members of the federal task force, but also due to several mistakes made by the CDC themselves in the handling of the pandemic and related communication, which included contradictory messaging which changed over time. One of these early problems was the handling of PCR diagnostic test kits. While other laboratories were forbidden from developing their own test, after it was confirmed that the only available test from the CDC was not useable, there was a significant limitation in testing which delayed the government response (Patel, 2020, and Willman, 2020).

The CDC also issued several contradictory advisories, including statements that the virus can be transmitted by airborne particles that were later removed from the website. Perhaps the most significant issue for public health messaging is related to wearing masks, which become a symbolic issue and extremely politicized, as has the belief in science or the very existence of Covid19. After early messaging from the CDC (including an intention to avoid a shortage of supplies for medical workers) that people don't need to wear masks, it was more difficult to convince all members of the public to wear masks later, after this advice was reversed (Crancyn and Ehley, 2020, and Wetsman, 2020).

The spread of Covid19 in the U.S. can be understood as falling into the three phases of spring (March, April, May), summer (June, July, August) and fall (Sept, Oct, Nov) of 2020. In March and April, new cases were growing, but concentrated in dense urban areas, which also were within the jurisdictions of governments who took proactive measures to prevent the spread, and promoted social distancing and public health behaviors. The Northeast region had a spike in cases during this time. Starting in June and July, a gap began to emerge between areas like New York City or California, where the number of cases were decreasing and health facilities were no longer overwhelmed, while at the same time outbreaks were increasing in states such as Florida, Texas, and Arizona, where political leaders continued to play down the danger of the pandemic and refuse to issue social controls to prevent the spread. Cases peaked in the South and the West. In the fall, cases continued to rise in many parts of the country, spreading in areas that had not previously seen many cases, with extreme spikes in the Midwest.

Nearing the end of 2020, the extensive spread of Covid19 throughout the entire U.S. is a failure of governance as well as a failure of public health. Already the global leader in cases and in deaths, the tragedy is that it did not have to be this way. This scale of death was avoidable; it was in fact caused by a mixture of incompetence, poor management, a lack of commitment to science, and political motivations by the people at the highest level of government. Lacking nationalized health care and health insurance, with widespread racial disparities and many people lacking job security/economic stability, Covid19 has caused a disaster with devastating and interconnected impacts on health and economic wellbeing of vast numbers of people in the US. With a continually rising death toll, and on a trajectory where cases are growing exponentially, this disaster is far from over. Although positive news about the development of potential vaccines was announced in November, there is still a long way to go to even get the spread under control.

3　Phases of pandemic spread of Covid19

3.1　Spring 2020: growing number of cases

The number of Covid19 cases in the U.S. started to grow rapidly in March and April. The number of confirmed cases grew from 500 on March 8th to 4000 cases by March 16th, and cases in all 50 states. By March 24th, there were 50,000 cases in the U.S. The death toll reached 1000 on March 26; by April 6, the death toll passed 10,000, by April 24 50,000, and 100,000 by May 27th.

3.2   Early phase response: national government actions and messaging

A National Emergency was declared on March 13, following the same regulations for disasters after natural hazard events, as controlled by the Stafford Act. However, from the beginning of the pandemic, there was a lack of leadership and action at the national government level. Along with downplaying the seriousness of the coronavirus itself, repeatedly calling it a hoax or no worse than the flu, the actions of President Trump and his allies in government continually politicized the virus and failed to take any leadership or action toward public health. Trump repeatedly claimed that Covid19 was under control, or not a problem, or even a political hoax.

Trump lied extensively about various aspects of Covid19, the virus, the seriousness of the pandemic, and the actions of the government, etc. (Paz, 2020). Several months later, it was confirmed that at the same time Trump was publicly downplaying the seriousness of Covid19 he was in fact aware of the danger (Tappe, 2020). Since the first explosions of cases had occurred in larger cities with more politically progressive residents and fewer of his supporters, Trump's early choice to ignore the pandemic combined with the idea (proved tragically false by the end of 2020) that the virus would not become an issue for rural areas away from the East or West coasts.

3.3   Early phase: State level responses

With the lack of pandemic response at the national government level, it fell to individual states to create policies and take actions in attempts to control the spread of Covid19, which varied in turn by the respective attitudes of state government leadership. This piecemeal approach without standardized public health measures across states made it difficult to coordinate public health measures and effectively control the spread of the virus within and across state lines, and further undermined the promotion of consistent public health behavior of the general public. Some states required people coming from other states with outbreaks to quarantine, however this is very difficult to enforce.

As of March 10th, 30 states had declared States of Emergency, and had put various measures in place, including 29 states which had closed schools as of March 15th. The State of California issued a Stay at Home order on March 19th, and Washington State followed on March 23. By April 2, 91% of the U.S. population was under orders to stay at home. From late March, New York City (NYC) became the U.S. epicenter of the Covid19 pandemic, and by April 10th, cases in NYC had increased more sharply over three weeks that in any other country, to 17 million cases. In New York City, the capacity of the hospital system was stretched and in some cases exceeded, with shortages of PPE. New York State implemented stay at home orders and restricted various activities, including closing schools, and was able to control the number of cases and eventually open up after several months. However, reopening and loosening restrictions came with repeated fluxuations in case numbers over time.

4　Impacts and economic relief measures

4.1　Social disparities and the impact of Covid19

Covid19 did not affect all members of society equally. Significant disparities that existed before the pandemic, including those related to race, citizenship status, wealth/economic class, employment stability/precarity, health and access to health care, gender and caregiving roles, were compounded by the impacts of Covid19, with severe and inequal impacts on health, linked in turn to work and finances. Infections and deaths of African Americans are disproportionately high; so are those of Hispanics and Latinos, as well as Native Americans and Alaska Natives. As in many countries, a large proportion of Covid19 deaths were of older people, but among the elderly as well, there were certain situations that caused them to be at higher risk, including living in nursing and care facilities, which accounted for at least 40% of all deaths from Covid19 in the U.S. by mid-June.

While wealthy people could keep social distance and stay at home, working people who could not afford to skip work did not have that option, and therefore remain at a greater risk. Undocumented immigrants face additional risk and instability, as do domestic workers (especially those who live with their employers). Health care workers, a group which includes many women and people of color (POC) have a much higher exposure to the virus themselves, along with the economic precarity of their jobs. As schools were closed, parents and especially mothers faced additional burdens and obligations related to child-care and education, which also impacted their own options and choices for employment.

As the numbers of clusters grew along with cases, certain work/living situations proved to be fatal to large groups of people. Starting in June, there were increasing numbers of cases and clusters reported at farms and meat packing plants. It is difficult to prevent the spread of Covid19 at these jobs where workers are close together all day long; with low job security and bargaining power, these workers who include many documented and undocumented immigrants have few options. Instead of shutting down meat packing plants, the national government forced them to stay open as "essential workers." Similarly, jails also become the sites of multiple outbreaks and clusters; inmates whose mobility and freedom are by definition restricted also suffered high numbers of cases and deaths. Other workers deemed "essential" and exposed to additional risk include those working at grocery stores and delivery drivers. With a spike in online purchases, workers in Amazon shipping centers also faced additional risk, as did transit workers and teachers.

4.2　Economic impacts

Covid19 had wide-ranging economic impacts on large industries and small businesses and workers across the country. As people refrained from travelling, airline and travel industries lost business. Small businesses also struggled, especially restaurants or other business that operate on very narrow financial margins. Workers in these industries, as well as others, including large numbers in the service sector and those working in the gig economy, suffered from unemployment and losses in wages. The number of unemployed Americans skyrocketed; in one week in April, there were more than 6.9 million people who applied for unemployment for the first time. At the peak, 14.7% of Americans were unemployed (Tappe, 2020). Without nationalized health care or health insurance, the loss of jobs also means the loss of health insurance for many. Some funding from the national government allocated in March and April provided some degree of temporary relief for affected people, however most of these initiatives are now finished, and although Congress had been discussing additional relief packages, there have been no solutions. Linked to the timing leading up to the presidential election on November 3rd, this inaction can be understood as another direct impact of the politicization of Covid19.

4.3　Covid19 Relief: economic support programs and challenges

Between March and April, the U.S. Congress passed four laws to provide Covid relief. The first, the Coronavirus Preparedness and Response Supplemental Appropriations Act, on March 6, authorized $8.3 billion in emergency supplemental appropriations including for research and development of vaccines and diagnostics, and public health funding. The 2nd, the Families First Coronavirus Response Act of March 18, included a $104 billion package to fund paid sick leave and unemployment benefits, free Covid testing, and funding for food stamps. The 3rd law enacted on March 27, the Coronavirus Aid, Relief, and Economic Security (CARES) Act, was a $2.2. trillion economic stimulus bill which provided emergency supplemental funding for agencies within the Dept. of Health and Human Services (Food and Drug Administration, CDC, National Institute of Health, Public Health and Social Services Emergency Fund) as well as others (Small Business Administration, Dept. of State, and the U.S. Agency for International Development). This was followed by the Paycheck Protection Program (PPP) and Health Care Enhancement Act of April 24, which provided some additional funding for PPP, hospitals and Covid19 testing.

4.4   Details of the CARES Act

The CARES Act represents a historic response, as the largest economic stimulus in U.S. history. Funding allocated through the CARES Act targets: individuals; big business; small business; state and local government; and public services. The CARES Act also created a $150 billion Coronavirus Relief Fund which provides funds directly to states, localities, tribal areas and territories.

For individuals and families, the main support was the $1,200 direct payment for each person earning up to $75,000/year, and an additional $500 per child. The first round of these stimulus checks was sent out around April 11. Other measures include: temporary suspension of student loan payments and accrued interest on loans held by the federal government; borrowers of federally backed loans can request forbearance of mortgage payments for 6 months; expanded unemployment benefits including a four-month enhancement of benefits, including for freelance workers, those in the gig economy or furloughed workers.

Created by the CARES Act, the Paycheck Protection Program (PPP) business loan program was intended to help businesses continue to pay their workers. Implemented by the Small Business Administration (SBA), businesses can apply through the PPP program for loans, which can be partially or fully forgiven as long as businesses continue to keep paying their employees.

For individuals the main forms of economic relief from these measures included: the one-time cash payment of $1200, wages funded by the PPP, unemployment benefits (including a 13-week extension beyond regular Unemployment

Insurance), and an additional $600 per month for unemployment support. These unemployment benefits are implemented by individual states, so they may be different from state to state.

5   Continuing spread

5.1   Summer 2020: state by state disparities grow

In the summer, the disparate trajectories within different states began to diverge more extremely. New York, which had implemented strict lock-down measures and controls, with reduction in the number of cases, began their first phase of reopening. At the same time, the number of cases continued to grow in other states; in mid-June, confirmed cases increased across 19 states, 24 states were trending downward, and 7 remained the same. By late August, the numbers of cases were declining in half of the states. Taken as a national average, the increase of cases was steady; looking only at states with increasing cases, the increases were steep.

5.2   Fall 2020: Covid19 is everywhere

Even in the states which had implemented measures to control the spread, including social distancing, mask wearing, and restrictions on large gatherings, attempts to relax the restrictions often resulted in increases of cases. Therefore, efforts to "re-open" were not continuous, but involved stopping and starting. However, from late September, there was an explosion of cases throughout rural areas/the Midwest; these seem to show no sign of peaking, and this 3rd wave is increasing at a much sharper pace compared to the first wave in spring and 2nd wave in summer.

6   Civil Society and mutual aid in response to Covid19

Various mutual aid activities in the United States emerged and expanded during the Covid19 pandemic. Mutual aid, or people helping each other, is a common occurrence in non-disaster times as well; the universal and long history of a natural urge that emerges in the aftermath of a disaster to help other people has been best documented by Rebecca Solnit in her book, Paradise Built in Hell (Solnit, 2009). Mutual aid, based on the idea that people need to help each other because the government is not helping people, did not start with disasters, but by groups providing help to other people during the 1960s. Founded in 1966 in Oakland, California, the Black Panther Party for Self Defense was the era's most influential militant Black Power organization, and provided breakfast programs and health care for the African American community. Rejecting the idea of charity, or rich people giving a little bit to poor people to make themselves look better, the principles of mutual aid are overtly anti-capitalist, and based on an understanding that it is the system, not the people suffering under it, that creates poverty, crisis, and vulnerability.

After Hurricane Katrina in 2005, organizations engaged in post-disaster mutual aid and solidarity-based support emerged and were part of response and recovery efforts. Post-disaster mutual aid activities grew larger in New York City after Superstorm Sandy in 2012. A year after "Occupy Wall Street" in New York, a massive leaderless protest movement near Wall Street against economic inequality, the same methods were used to organize people and information in decentralized mutual aid by Occupy Sandy (Burdick, 2017).

During the Covid19 pandemic, various independent and coordinated mutual aid efforts and activities emerged, including support to provide Personal Protection Equipment (PPE) for health care workers, and making and distributing masks. One example is the Auntie Sewing Squad, a decentralized network of volunteers making masks for: hospital worker; farmworkers; and people released by ICE (Immigration and Customs Enforcement). As the government response was leaving many people behind or left out, there was growing recognition of the role of mutual aid (Solnit, 2020, and Araabi, 2020).

7　Conclusion

Leading up to the presidential election on Nov. 3rd, restrictions to control the spread of Covid19 were often posited as being diametrically opposed to the economy/jobs; Republican talking points presented the choice of the Democratic candidate Joe Biden as "he will shut down the country and you will lose your job." This politicization of Covid19 included ever-stronger and growing messages that the virus is a hoax; wearing a mask or not become linked to political ideology, and efforts of Democratic governors to implement mask or other measures were blocked. Recently, as the situation has become even more severe, some Republication governors are encouraging mask wearing for the first time almost a year after the virus started to spread in the U.S. The impact of Trump's anti-science, anti-mask stance and downplaying the virus was significant, and only amplified by mass gatherings/rallies organized as part of his re-election, connection to Republican state governors, and even the fact that the White House itself became the site of a cluster in late October. With political motivations much stronger than those of public health, public messaging severely compromised the trust in experts. Even with the best efforts at state and local levels, dealing with this pandemic requires a coordinated national response, which so far has been lacking.

REFERENCES ·

Altman, D. 2020. Understanding the US failure on coronavirus.
　　　　BMJ. 14 September 2020. https://www.bmj.com/content/370/bmj.m3417. Accessed 2/25/2021.
Araabi, S. 2020. Lessons from Mutual Aid During the Coronavirus Crises. Stanford Social Inno-

vation Review. April 9, 2020.

"Beyond Zuccotti Park." 2013. The Architect's Paper. April 23, 2013.

https://www.archpaper.com/2013/04/beyond-zuccotti-park/. Accessed 2/25/2021.

Burdick, L. 2017. After the Flood: Lessons from Occupy Sandy. Resilience.org. September 29, 2017.

https://www.resilience.org/stories/2017-09-29/after-the-flood/. Accessed 2/25/2021.

Cameron, B. 2020. I ran the White House pandemic office. Trump closed it. Washington Post. March 13, 2020.

https://www.washingtonpost.com/outlook/nsc-pandemic-office-trump-closed/2020/03/13/a70de09c-6491-11ea-acca-80c22bbee96f_story.html. Accessed 2/25/2021.

Chappel, B. 2020. 1st Known U.S. COVID-19 Death was Weeks Earlier than Previously Thought. NPR. April 22, 2020.

https://www.npr.org/sections/coronavirus-live-updates/2020/04/22/840836618/1st-known-u-s-covid-19-death-was-on-feb-6-a-post-mortem-test-reveals. Accessed 2/25/2021.

Crancyn, A. and B. Ehley. 2020. Trump's health officials find ways to contradict his message downplaying virus risks. Politico. July 9, 2020.

https://www.politico.com/news/2020/07/09/trump-health-officials-contradict-message-downplaying-coronavirus-355676. Accessed 2/25/2021.

Dept of Homeland Security, 2020. Coordinating the Federal Response.

https://www.dhs.gov/coronavirus/federal-response. Accessed 2/25/2021.

Leonhardt, D. 2020. The Unique U.S. Failure to Control the Virus. The New York Times. Aug. 6, 2020.

https://www.nytimes.com/2020/08/06/us/coronavirus-us.html. Accessed 2/25/2021.

Maxmen A. and J. Tollefson. 2020. Two decades of pandemic war games failed to account for Trump. Nature. August 4, 2020.

https://www.nature.com/articles/d41586-020-02277-6. Accessed 2/25/2021.

Paz, C. 2020. All the President's Lies About the Coronavirus. The Atlantic. Nov. 3, 2020.

https://www.theatlantic.com/politics/archive/2020/11/trumps-lies-about-coronavirus/608647/. Accessed 2/25/2021.

Piller, C. 2020. The inside story of how Trump's COVID-19 coordinator undermined the world's top health agency. Science. Oct. 14, 2020.

https://www.sciencemag.org/news/2020/10/inside-story-how-trumps-covid-19-coordinator-undermined-cdc. Accessed 2/25/2021.

Reuters. 2020. Partly false claim: Trump fired entire pandemic response team in 2018. March 26, 2020.

https://www.reuters.com/article/uk-factcheck-trump-fired-pandemic-team-idUSKB-

N21C32M. Accessed 2/25/2021.

Solnit, R. 2009. A Paradise Built in Hell: The Extraordinary Communities that Arise in Disasters. New York: Viking.

Solnit, R. 2020. 'The way we get through this is together': the rise of mutual aid under coronavirus. The Guardian. May 14, 2020.
https://www.theguardian.com/world/2020/may/14/mutual-aid-coronavirus-pandemic-rebecca-solnit. Accessed 2/25/2021.

Stehling-Ariza T. et al. 2017. Establishment of CDC Global Rapid Response Team to Ensure Global Health Security. Emerg Infect Dis. 2017 Dec; 23(Suppl 1): S203–S209.
doi: 10.3201/eid2313.17071.

Tappe, A. 2020. Unemployment rates in most states dropped last month—but the Covid19 spike could reverse that. CNN. November 20, 2020.
https://edition.cnn.com/2020/11/20/economy/state-unemployment-coronavirus-illinois/index.html. Accessed 2/25/2021.

Wetsman, A. 2020. Masks may be good, but the messaging around them has been very bad. The Verge. April 3, 2020.
https://www.theverge.com/2020/4/3/21206728/cloth-face-masks-white-house-coronavirus-covid-cdc-messaging. Accessed 2/25/2021.

Willman, D. 2020. Contamination at CDC lab delayed rollout of coronavirus tests. Washington Post. April 19, 2020.
https://www.washingtonpost.com/investigations/contamination-at-cdc-lab-delayed-rollout-of-coronavirus-tests/2020/04/18/fd7d3824-7139-11ea-aa80-c2470c6b2034_story.html. Accessed 2/25/2021.

アメリカ 編【日本語訳】

....

米国における COVID-19

....

1　序論

　米国における COVID-19 パンデミックへの対応は、完全な失敗となっている。2020 年 12 月時点で、COVID-19 による世界の合計死者数の半数以上を米国が占めている事実が証明するように、世界中のどの国よりも最悪の対応となっている。別の言い方をすると、米国における COVID-19 による死者数は他の世界中の国の合計死者数より多い、ということになる。しかし、これらの人々の死は必然ではなかった。防ぐことができる、またはできたはずの悲劇である。米国の「unique failure（特有の失敗）」(Leonheart 2020) の元となったと理解されている複数の要因のうち、今のところ最大の要因は、米国がパンデミックへの対応策をすでに持っていたにもかかわらず、トランプ大統領と彼の政権が今回のパンデミック対応において犯した数々の失敗である。トランプは中央政府が「backup（予備）」(Altman, Drew 2020) として機能するものと決し、それにより州や地方自治体に個別（地方、都市、州レベル）の対応やパンデミック抑制対策の責任を負わせることとなった。パンデミックへの対応において国家レベルでの協調的リーダーシップを発揮しなかっただけでなく、トランプは万難を排して積極的に「opening the economy（経済活動再開）」を推し進め、公衆衛生対策と経済活動再開を相対する位置に立たせた（Altman 2020）。共和党の方針に沿って、政府内のトランプ支持者たち（州知事やその他選挙で選ばれた役人も含む）は公衆衛生対策の実践を拒み、中でも特にマスクの着用を拒否した。ウイルスの危険や脅威を軽視することにより、トランプや当政権の役人、また彼らを支持するメディアの声は、COVID-19 が事実であると信じない、もしくは間違った経済の二分法や COVID-19 予防対策を信じる一般市民の多くに、その思いをさらに深めさせた。個人主義の文化、連邦化された政府のシステム、公衆衛生と補償の欠如、潜在的な社会的・経済的脆弱性や健康格差、科学懐疑主義の普及など、COVID-19 の影響を悪化させた要因はほかにもあったが、中央政府とトランプ政権の失敗こそが真っ先に非難されるべきである。最初のワクチンの配布が 2020

年12月に開始されたものの、膨大な数のアメリカ国民に、愛する人の死、長期の健康への影響、経済的苦難といった災いがCOVID-19によりもたらされ、今もその悪化は続いている。

2　米国の状況と背景

　米国における最初のCOVID-19患者は、1月21日にワシントン州シアトル近郊で確認された。COVID-19による初の公式な死者は2月末に報告されたが、その数週間前の検査が厳重に制限されていた時期に、COVID-19による複数の死者がすでに出ていたことが後に確認された（Chappel 2020）。米国は各国での患者増加への対応として、1月末までには中国、引き続いて2月には韓国とイタリアへの渡航中止勧告を出した。

　ホワイトハウス・コロナウイルス・タスクフォースが、保健福祉長官を議長として1月末に設置され、2月下旬にマイク・ペンス副大統領がタスクフォースを率いるよう任命された。3月にペンスは連邦緊急事態管理庁をパンデミックへの対応にあたる政府機関として指名した（Dept of Homeland Security 2020）。タスクフォースのメンバーによる声明や活動を含め、このウイルスに関するドナルド・トランプ大統領政権からのアメリカ国民に対する一貫性を欠いたメッセージによる問題は、多数に及んでいる。これらの声明は、科学の原則や医学的事実に異議を唱えるものである。また疾病予防管理センター（CDC）の行動に幾つかの誤りがあったとはいえ、CDCの成す仕事やメッセージの信頼を損ねるものである。トランプと彼の盟友たちはまた、世界保健機関にも政治的な敵意を向けた。そこには科学軽視の姿勢がみられ、同組織への支援停止にもつながった。

　1946年に伝染病センターとして設立され、1970年に疾病予防管理センターに改名したCDCは、アメリカ合衆国保健福祉省の中にあり、米国内外の疾病と戦うことを業務とする。しかし、CDCがパンデミックと戦う能力は、COVID-19の発生以前からすでにトランプ政権によって弱められていた。CDCの世界健康安全保障および生物兵器防衛部隊は、国家安全

保障会議の下にエボラ発生後の 2015 年に設立された。すべてのメンバーが解任されてはいないものの、この部隊は 2018 年に解散された（Reuters 2020；Washington Post 2020）。また COVID-19 の前に、中国に駐在していた最後の CDC スタッフが 2019 年に解任されたため、CDC は中国で発生する疾病を監視する能力を失っていた。

　同組織のパンデミック対応能力に関して大衆の信頼が損なわれたのは、トランプ大統領や連邦タスクフォースメンバーの行動のみが原因ではなく、CDC 自身が矛盾するメッセージを発するなど、パンデミックへの対応や情報発信において幾つかの過ちを犯したことも一因である。これらの初期の問題の一つは、PCR 診断検査キットの取り扱いである。他の試験所では独自に検査法を開発することが禁止されていた一方、CDC の唯一利用可能な検査法が使えないことが判明すると、検査数が大幅に制限され、政府の対応に遅れが出ることとなった（Patel 2020 and Willman 2020）。

　また CDC はいくつかの矛盾する助言を出した。そのうちの一つはウイルスが空気感染するという声明であり、これは後にウェブサイトから削除された。公衆衛生のメッセージに関する最大の問題は、おそらくマスクの着用に関してである。マスクの着用または非着用は象徴的な問題となっており、極度に政治問題化されている。科学や COVID-19 の存在自体を信じるかということもまた、同様に扱われている。よって CDC が（医療従事者への支給不足を回避する意図もあり）マスクを着ける必要はないというメッセージを初期に発したことは、この助言が撤回されたとはいえ、マスクを着けるよう全国民を説得することをより困難にした（Crancyn and Ehley 2020；Wetsman 2020）。

　米国における COVID-19 の拡散は、春（3 月、4 月、5 月）、夏（6 月、7 月、8 月）、秋（9 月、10 月、11 月）の 3 段階に分けられるだろう。3 月と 4 月は、新規患者は増えていたものの、人口密度の高い都市部に集中しており、拡散防止対策を率先して行い、ソーシャル・ディスタンスや公衆衛生に配慮した行動を促していた地方政府の管轄内であった。北東部ではこの時期に患者が急増した。6 月と 7 月には、地域間で格差が出始めた。たとえば、ニューヨーク市とカリフォルニア州では患者数が減り、医療施

設は苦境を脱していた。しかし、同時期にフロリダ、テキサス、アリゾナを含むその他の州では感染が増加し、これらの地域の政治的指導者たちはパンデミックの危険性を軽視し、拡散防止のための社会的規制を行うことを拒み続けた。南部と西部では患者数がピークを迎えた。秋には、国内の多くの地域で患者が増え続け、以前には多数の患者がみられなかった地域にも及び、中西部では激しく急増した。

　2020 年も終わりが近づく中、米国中で COVID-19 が広範囲に拡散している事態は、統治と公衆衛生の失敗である。患者数と死者数で世界一となっているが、こうなることは必然では無かったという点が悲劇である。この規模の死者数は回避可能であった。事実こうなった原因は、政府上層部の無能さ、拙い対応、科学への信頼の欠如、政治的動機である。国営の医療制度や医療保険の欠如、一般にはびこる人種格差、そして多くの人々が雇用や経済の安定を失う事態に直面しており、COVID-19 は膨大な数のアメリカ人の健康と経済的福祉に関して、破壊的かつ相互作用的な影響力を持って災いをもたらしている。死者数は引き続き増加、患者数もますます増加し続けると予想されており、この災いの終わりは遠い。11 月にワクチンの開発について明るいニュースが発表されたが、拡散を抑えるにはまだまだ長い道のりである。

3　COVID-19 のパンデミック拡散の段階

3.1　2020 年春：患者数の増加

　米国における COVID-19 の患者数は、3 月と 4 月に急増し始めた。全 50 州で確認された患者数は、3 月 8 日の 500 人から 3 月 16 日には 4,000 人まで増加し、3 月 24 日には米国内で 5 万人の患者数となった。3 月 26 日には死者数が 1,000 人に達し、4 月 6 日には 1 万人、4 月 24 日には 5 万人、5 月 27 日には 10 万人を超えた。

3.2　初期対応：中央政府の行動とメッセージ

　国家レベルでは、スタフォード法で規制されているとおり、自然災害発生後の災害に関する規制と同様に従い、国家非常事態宣言が 3 月 13 日に出された。しかし、パンデミックの開始当初から、中央政府レベルにおけるリーダーシップと行動の欠如がみられた。トランプ大統領と政府内の盟友たちは、コロナウイルス自体の重大さを軽視し、でっち上げやインフルエンザと大して変わらないものと繰り返し述べることで、ウイルスを政治問題化し、リーダーシップをとることや公衆衛生に関して行動を起こすことに失敗した。トランプは、COVID-19 は抑え込めている、または大した問題ではない、さらには政治利用のためのでっち上げだと繰り返し主張した。

　トランプは COVID-19 のさまざまな側面や、ウイルス、パンデミックの深刻さ、政府の行動などについて広く嘘をついた（Paz 2020）。数か月後、トランプが実際は COVID-19 の危険性を認識していたにもかかわらず、公的にはその深刻さを軽視する言動をとっていたことが確認された（Tappe 2020）。最初に患者が爆発的に増加したのは、より進歩的な人々が住み、トランプの支持者が少ない比較的大きめの都市であった。よって、パンデミックを無視するというトランプの初期の選択は、東西の海岸から離れた郊外ではこのウイルスは問題ではないという考え（2020 年末には悲惨にも誤りであると証明されたが）に結びついた。

3.3　初期：州レベルの対応

　中央政府レベルでのパンデミック対応が欠如していたため、COVID-19拡散抑制の政策や行動は個別の州の責任となった。そして、その対応は各州政府指導者の姿勢により異なった。この漸次の対応は、州をまたいで基準となるような公衆衛生対策がない中、州内または州の境をまたいで公衆衛生対策を調整し、効果的にウイルスの拡散を抑えることを困難にした。さらには、一般大衆の一貫した公衆衛生行動の推進に支障が生じることと

なった。いくつかの例では、州政府が感染拡大中の他の州から来る人々に隔離を求めたが、これを強いることは非常に困難である。

　3月10日時点で30の州が非常事態を宣言しさまざまな対策を実行した。3月15日時点で29の州が学校を閉鎖したこともその一つである。カリフォルニア州は3月19日に外出禁止令を出し、3月23日にワシントン州がそれに続いた。4月2日までには米国の人口の91%が外出禁止の命令下にいることとなった。3月下旬にはニューヨーク市がCOVID-19パンデミックの米国における震源となり、4月10日にはニューヨーク市における3週間での増加数は、どの国よりも多くなった。数週間前には全米の患者数は1700万人に達し、世界最多となっている。ニューヨーク市では、病院システムの収容能力が拡張された。中には収容能力の限界を超え、個人防護具が不足する病院もあった。ニューヨーク州は外出禁止令を施行した。学校を含むさまざまな活動を制限し、患者数を抑え、数か月後に禁止令を解くことができた。

4　影響と経済救済措置

4.1　社会的格差とCOVID-19の影響

　COVID-19はすべての人々に同等の影響を与えたわけではない。人種、市民権の状態、財産／経済的階級、雇用の安定／不安定、健康状態と医療へのアクセス、性別、介護の役目を含む、パンデミック前から存在していた重大な格差がCOVID-19の影響により悪化し、健康状態に深刻で不平等な影響を与え、ひいては仕事や財政にも影響した。アフリカ系アメリカ人の感染や死亡は不均衡に多く、ラテンアメリカ系やアメリカ先住民、アラスカ先住民に関しても同様である。多くの国と同様、COVID-19による死者の大部分は高齢者であるが、高齢者のなかでもより高い危険に晒される状況があり、介護施設はその一例である。6月半ばまでの米国でのCOVID-19による死者の内、少なくとも40%は介護施設の居住者が占めている。

　裕福な人々がソーシャル・ディスタンスを取り、家で過ごすことができた一方で、仕事を休む余裕のない労働者階級の人々にはその選択肢はなく、より重大な危険に晒され続けている。不法滞在の移民は、さらなる危険と不安定な状況に直面しており、家事労働者もまた同様である（特に雇用主の家に住む者）。医療従事者には多くの女性や有色人が含まれ、ウイルスに晒される可能性が高く、仕事による経済の不安定さも伴う。学校の閉鎖により、母親たちは育児や教育に関するさらなる負担と義務に直面し、これは彼女らの雇用の選択肢に影響を与えた。

　患者とクラスターの増加に連れ、特定の労働／生活環境が大人数の集団にとって致命的であることが証明された。6月から農場や食肉包装工場での患者やクラスターの報告が増え始めた。これらの職業においては、一日中労働者同士の距離が近く、COVID-19の拡散防止は困難である。職の安定性や交渉力が低いため、多くの合法移民や不法滞在移民を含むこれらの労働者たちには、選択肢がほとんどない。中央政府は食肉包装工場を閉鎖せず、むしろ彼らは「必要不可欠な労働者」だとして、工場を開けさせ続けた。同様に、刑務所でも複数の感染やクラスターが起こった。また移動や自由が制限されている囚人には、多くの患者や死者が出た。そのほかに「必要不可欠」とされ、より大きな危険に晒された労働者には、食料品店で働く人々や、配達の運転手が含まれる。オンライン購入の急増により、アマゾンの発送センターで働く人々もさらなる危険に晒された。交通機関の職員や教師もまた同様である。

4.2　経済的影響

　COVID-19は、広範囲に渡って大小の産業と全米の労働者に経済的打撃を与えた。人々が旅行を控えたため、航空・旅行業界は損失を負った。小規模産業も苦戦し、特に予算の余裕が少ない中運営するレストランやその他のビジネスが苦しんだ。これらの産業の労働者、またサービス業の多くの人々、ギグ・エコノミー（インターネットを通じて単発の仕事を受注して働くこと）の労働者は、失業や賃金の損失を被った。米国の失業者数は

急増した。4 月には失業手当申請者数の 1 週間合計が、初めて 690 万人を超えた。ピーク時には、アメリカ人の 14.7% が失業状態にあった（Tappe 2020）。国営の医療制度や医療保険はなく、多くの人々にとっては、仕事がなくなることは健康保険がなくなることを意味する。3 月と 4 月に中央政府が配分した資金は、COVID-19 の影響を受けた人々にとってある程度は一時的な救済措置となった。しかし、これらの取り組みの大半はすでに終了しており、議会では追加の救済案について議論が行われているものの、まだ解決策はない。11 月 4 日の大統領選挙に至るタイミングを考えると、この行動を起こさないという姿勢は、COVID-19 の政治問題化によるもう一つの直接的影響といえるかもしれない。

4.3　COVID-19 救済措置：経済支援策とその問題

　3 月と 4 月の間に、米国の議会は COVID-19 救済措置を提供するため、四つの法律を通した。一つ目は、3 月 6 日のコロナウイルス対策補正予算法で、緊急追加歳出予算として 83 億ドルを認可した。この用途には、ワクチンや診断法の研究開発と公衆衛生対策が含まれる。二つ目は、3 月 18 日の家族第一コロナウイルス対応法で、有給病気休暇や失業給付、無料の COVID-19 検査や困窮者のための食品割引切符の資金となる 1040 億ドルが含まれる。三つ目の法律は、3 月 27 日に制定されたコロナウイルス経済対策（CARES）法で、2 兆 2000 億ドルの経済刺激法案である。これは保健社会福祉省内の組織（食品医薬品局、CDC、国立衛生研究所、公衆衛生・社会福祉基金）や、その他の組織（中小企業庁、国務省、アメリカ合衆国国際開発庁）に、緊急補助資金を提供するものである。これに続くのは、4 月 24 日の給与保護プログラム（PPP）および医療強化法であり、給与保護措置や病院、COVID-19 の検査に追加資金を提供するものである。

CARES 法の詳細

　CARES 法は米国史上最大の経済刺激策として、歴史的対応の象徴となるだろう。CARES で資金配分の対象となるのは、個人、大規模産業、小

規模産業、州と地方政府、公共サービスである。CARES法はまた1500億ドルのコロナウイルス救済基金を創出した。これは州政府、地方自治体、部族地域、インディアン準州に直接資金を提供するものである。

個人と家族向けの主な支援としては、年間の収入が7万5000ドル以下である場合、1人当たり1,200ドルが直接支給され、子どもは1人当たり500ドルである。これらの経済刺激策としての小切手は、初回が8月11日頃に発送された。その他の対策には、以下のものが含まれる。中央政府による学生ローン支払いとローンの経過利息の一時停止。中央政府後援ローンの借用者が、不動産ローン支払いについて6か月間の猶予を要請できること。4か月間の失業手当の拡大や、フリーランス、ギグ・エコノミー、自宅待機中の労働者も対象とする失業手当の拡大。

CARES法により創出されたPPP事業ローンプログラムは、従業員に支払いを続ける事業を支援することを目的としている。中小企業庁により施行されたものであり、PPPを通じてローンの申し込みができる。このローンは従業員に支払いを続ける限り、部分的または全額が免除される可能性がある。

個人にとって、これらの対策による主な経済救済措置に含まれるのは、1回の1,200ドル現金支給、PPPが資金提供した賃金、失業手当（通常の失業保険を超えた13週間の延長を含む）、そして失業支援のための月600ドルの追加である。これらの失業手当は各州により行われるため、州ごとに異なる可能性もある。

5 拡散の継続

5.1 2020年夏：州ごとの格差拡大

夏には州間の格差が極端に表れ始めた。厳重なロックダウンと抑制の対策を取ったニューヨークは、患者数の減少に伴い再開の最初の段階に入った。同時期に他の州では患者数が増え続け、6月半ばには19州で増加、24州で減少、7州で患者数維持となった。8月下旬には全州の半分で患者

数が減少した。国の平均をとると増加数は安定したが、増加している州の
みをみれば急増していた。

5.2　2020 年秋：COVID-19 の蔓延

　ソーシャル・ディスタンス、マスクの着用、大人数での集まりの制限な
どの拡散抑制対策が実施されていた州でも、制限を緩和する試みは患者が
増加する結果に終わった。したがって、「再開」の取り組みはずっと継続
はしなかったが、停止されまた開始された。しかし、9 月下旬から郊外／
中西部では爆発的増加があり、まだピークを迎えている気配はなく、この
第三波は春の第一波と夏の第二波よりもずっと急なペースで増加している。

6　COVID-19 に対応する市民社会と相互扶助

　米国におけるさまざまな相互扶助の活動が、COVID-19 のパンデミック
中に表れ拡大した。相互扶助、または人々が助け合うことは、非災害時に
もよくみられるものである。他の人々を助けたいという災害直後に現れる
自然な衝動の普遍的で長い歴史は、レベッカ・ソルニットの著書『災害
ユートピア』にうまくまとめられている。政府が人々を助けないため、
人々が助け合う必要があるという考えに基づく相互扶助は、災害により始
まったのではなく、1960 年代に人々に助けを提供したいくつかの集団に
より始まった。自衛のためのブラックパンサー党は、カリフォルニア州
オークランドで 1966 年に設立され、当時もっとも影響力の大きかった闘
争的ブラックパワー組織で、アフリカ系アメリカ人のコミュニティに対し
て、朝食プログラムや医療を提供した。自分をよく見せるため裕福な人々
が貧しい人々に施すという慈善行為の考えを拒否しており、相互扶助の原
則は明らかに反資本主義的である。そして貧困、危機、脆弱性を生み出し
ているのは体制であり、その体制の下で苦しんでいる人々ではない、とい
う理解に基づいている。

　2006 年のハリケーン・カトリーナの後、災害後の相互扶助や連帯に基づく支援に携わる組織が複数現れ、対応と復旧の取り組みの一環を担った。災害後の相互扶助活動は、2012 年のハリケーン・サンディ後ニューヨークで拡大した。ニューヨークのウォール街の近くで起こった、経済的不平等に対する指導者のない大規模な抗議行動「ウォール街を占拠せよ」の 1 年後、分散型の相互扶助に関わる人々と情報をまとめるため「サンディを占拠せよ」で同じ方法が使われた（Burdick, Lucas 2017）。

　COVID-19 のパンデミック期間中、さまざまな独立した、または協調した相互扶助の取り組みや活動が表れた。これには、医療従事者に個人防護具を提供するための支援や、マスクの製作や配布も含まれる。おばあちゃんの縫い物隊がその一例で、病院で働く人々、農場労働者、移民・関税執行局から解放された人々のためにマスクを作る、ボランティアの分散型ネットワークである。政府の対応が多くの人々を取り残し、または除外していたため、相互扶助の役割の認知が広がった（Solnit, Rebecca 2020；Araabi, Samar 2020）。

7　結論

　11 月 4 日の大統領選挙に至るまで、COVID-19 の拡散を抑えるための制限は、経済／仕事に反するものだとしばしば断言された。共和党は、民主党の候補ジョー・バイデンについて「彼は国を閉鎖し、みなさんは仕事を失うだろう」と述べていた。COVID-19 の政治問題化は、ウイルスはでっち上げだという声の強大化、マスクの着用・非着用が政治的思想と結びつけられる、民主党知事たちのマスクやその他の対策が妨害される、などの事態を引き起こした。最近では状況がさらに深刻化してきたため、米国でウイルスが拡散し始めて約 1 年後に初めて、マスクの着用を勧めるようになった共和党知事もいる。トランプの反科学、反マスクの姿勢やウイルス軽視の影響は大きく、共和党の州知事たちにも関係するトランプ再選のために企画された大規模集会やホワイトハウス自体が、10 月下旬には

クラスターの発生地となった。政治的動機が公衆衛生への関心よりも大きく、トランプの国民へのメッセージは専門家の信用を落とした。州や地方自治体レベルで最良の対策が取られたとしても、このパンデミックに対応するには国家レベルの協調的対応が必要であり、これは今のところ欠如している。

参考文献

Altman, D. 2020. Understanding the US failure on coronavirus.
　　BMJ. 14 September 2020. https://www.bmj.com/content/370/bmj.m3417.
　　Accessed 2/25/2021.

Araabi, S. 2020. Lessons from Mutual Aid During the Coronavirus Crises. Stanford
　　Social Innovation Review. April 9, 2020.

"Beyond Zuccotti Park." 2013. The Architect's Paper. April 23, 2013. https://www.
　　archpaper.com/2013/04/beyond-zuccotti-park/. Accessed 2/25/2021.

Burdick, L. 2017. After the Flood: Lessons from Occupy Sandy. Resilience.org. September
　　29, 2017. https://www.resilience.org/stories/2017-09-29/after-the-flood/.
　　Accessed 2/25/2021.

Cameron, B. 2020. I ran the White House pandemic office. Trump closed it. Washington
　　Post. March 13, 2020. https://www.washingtonpost.com/outlook/nsc-pandemic-
　　office-trump-closed/2020/03/13/a70de09c-6491-11ea-acca-80c22bbee96f_story.
　　html. Accessed 2/25/2021.

Chappel, B. 2020. 1st Known U.S. COVID-19 Death was Weeks Earlier than Previously
　　Thought. NPR. April 22, 2020. https://www.npr.org/sections/coronavirus-live-
　　updates/2020/04/22/840836618/1st-known-u-s-covid-19-death-was-on-feb-6-a-
　　post-mortem-test-reveals. Accessed 2/25/2021.

Crancyn, A. and B. Ehley. 2020. Trump's health officials find ways to contradict his
　　message downplaying virus risks. Politico. July 9, 2020.
　　https://www.politico.com/news/2020/07/09/trump-health-officials-contradict-
　　message-downplaying-coronavirus-355676. Accessed 2/25/2021.

Dept of Homeland Security. 2020. Coordinating the Federal Response.
　　https://www.dhs.gov/coronavirus/federal-response. Accessed 2/25/2021.

Leonhardt, D. 2020. The Unique U.S. Failure to Control the Virus. The New York
　　Times. Aug. 6, 2020. https://www.nytimes.com/2020/08/06/us/coronavirus-
　　us.html. Accessed 2/25/2021.

Maxmen A. and J. Tollefson. 2020. Two decades of pandemic war games failed to account for Trump. Nature. August 4, 2020. https://www.nature.com/articles/d41586-020-02277-6. Accessed 2/25/2021.

Paz, C. 2020. All the President's Lies About the Coronavirus. The Atlantic. Nov. 3, 2020. https://www.theatlantic.com/politics/archive/2020/11/trumps-lies-about-coronavirus/608647/. Accessed 2/25/2021.

Piller, C. 2020. The inside story of how Trump's COVID-19 coordinator undermined the world's top health agency. Science. Oct. 14, 2020. https://www.sciencemag.org/news/2020/10/inside-story-how-trumps-covid-19-coordinator-undermined-cdc. Accessed 2/25/2021.

Reuters. 2020. Partly false claim: Trump fired entire pandemic response team in 2018. March 26, 2020. https://www.reuters.com/article/uk-factcheck-trump-fired-pandemic-team-idUSKBN21C32M. Accessed 2/25/2021.

Solnit, R. 2009. A Paradise Built in Hell: The Extraordinary Communities that Arise in Disasters. New York: Viking.

Solnit, R. 2020. 'The way we get through this is together': the rise of mutual aid under coronavirus. The Guardian. May 14, 2020. https://www.theguardian.com/world/2020/may/14/mutual-aid-coronavirus-pandemic-rebecca-solnit. Accessed 2/25/2021.

Stehling-Ariza T. et al. 2017. Establishment of CDC Global Rapid Response Team to Ensure Global Health Security. Emerg Infect Dis. 2017 Dec; 23 (Suppl 1): S203–S209.
doi: 10.3201/eid2313.17071.

Tappe, A. 2020. Unemployment rates in most states dropped last month—but the Covid19 spike could reverse that. CNN. November 20, 2020. https://edition.cnn.com/2020/11/20/economy/state-unemployment-coronavirus-illinois/index.html. Accessed 2/25/2021.

Wetsman, A. 2020. Masks may be good, but the messaging around them has been very bad. The Verge. April 3, 2020. https://www.theverge.com/2020/4/3/21206728/cloth-face-masks-white-house-coronavirus-covid-cdc-messaging. Accessed 2/25/2021.

Willman, D. 2020. Contamination at CDC lab delayed rollout of coronavirus tests. Washington Post. April 19, 2020. https://www.washingtonpost.com/investigations/contamination-at-cdc-lab-delayed-rollout-of-coronavirus-tests/2020/04/18/fd7d3824-7139-11ea-aa80-c2470c6b2034_story.html. Accessed 2/25/2021.

台湾の市民社会の力

1 イントロダクション

　台湾では、2021 年 2 月 4 日まで、COVID-19 の感染者は 917 人でその
うちの死亡者は 8 人となっている。他国の感染者数と比較し、台湾は極め
て感染者を抑えている。台湾は、2019 年 12 月 31 日時点に中国武漢市に
おける新型肺炎の情報を把握しており、2020 年 2 月の旧暦春節の帰国者
向けて、検疫対策を厳しく行った。また、医療体制の準備、IT の活用な
ど、さまざまな取り組みが行われてきた。その結果、台湾政府は外出禁止
といった緊急事態、ロックダウンなどの対策を講じることなく、4 月 15
日に「感染者ゼロ」という記念日を迎えた（表 1 参照）。海外のメディアは、
台湾の COVID-19 におけるパフォーマンスに注目している。そのなかで、
台湾の大統領蔡英文のリーダーシップについて評価したり、台湾の若者
IT 大臣唐鳳（オードリー・タン）、鉄人大臣陳時中に注目が集まっている。
台湾政府は、COVID-19 の防疫取り組みが成功している理由は、台湾の医
療、衛生環境が優れていること、そして 2003 年の SARS の経験を持つこ

表 1　台湾の防疫対策タイムライン

日期	出来事
2019 年 12 月 31 日	検疫強化
2020 年　1 月　3 日	緊急事態会議
1 月　7 日	武漢の渡航警戒レベル 1
1 月 15 日	「第 5 類法定傳染病」公告
1 月 20 日	中央感染症指揮センター成立
1 月 22 日	武漢渡航禁止、防疫センター毎日会見開始
1 月 24 日	旧暦大晦日、マスク輸出禁止
1 月 29 日	隔離対象者に食事配達の支援実施
2 月　3 日	市民が「マスクマップ」を開発
2 月　6 日	マスク実名制販売システム導入
2 月 25 日	「嚴重特殊傳染性肺炎防治及紓困振興特別條例」発表
3 月 12 日	コンビニ、スーパーでマスクを受け取ることが可能に
4 月　1 日	マスク外交開始
4 月 15 日	「感染者ゼロ」の日
6 月　7 日	防疫新生活運動開始

とをあげた。

　一方、政府のリーダーシップは、いくら良いといっても、市民の動きがなければ意味がない。本稿では、コロナ禍において、台湾の市民社会のパフォーマンスに注目する。台湾の市民は、国内外の災害でボランティア、寄付などの支援活動を活発的に行ってきたことで知られている（李旻昕 2018）。しかし、コロナ禍では、2020年1月から6月まで、そうした市民団体等の対面活動やイベントは原則中止された。これに対して、台湾の市民社会は従来と異なる方法で動いた。たとえば、台湾は地域コミュニティを単位にし、他国では医療・保健関連の行政機関が行う自宅検疫作業を行っている。さらに、コミュニティ内の食事配達を通じて、一人暮らしの高齢者や子どものケアや配慮を支援している。また、一般市民、特に若者がインターネット上で、政府の対策を批判・賛成したり、マスクを譲り合ったり、海外への情報発信を行う等の行動をとっていた。本稿では、台湾社会の背景および政府の政策の概要を紹介したうえで、政府の対策を理解して協力し、市民間でも支援し合う、市民社会の活躍について報告する。

2　台湾の背景

　台湾の国際関係における位置づけは、曖昧で複雑である。台湾は国際的には国として認められていない。台湾はこれまで、16世紀のオランダによる支配以降、植民地の歴史が長く、その内部に抱える民族も多様である。1895年から1945年までは、50年間日本の植民地になった。戦後、中華民国政府が日本の植民地だった台湾の統治を引き継いだ。その後、中華民国の国民党と中国共産党が内戦を起こし、それに敗れた国民党が台湾に逃げてきた。国民党が台湾を中華民国の基地とし、いつか中国本土へ帰還し、大陸反攻という宣言をした。当時の中華民国が、共産党の中国政府と対抗するために、自ら国連から脱退し、中国政府と国交を結んでいる国との国交を次から次へと断絶した。現在台湾と国交がある国は15か国しかなく、国連やWHOなどの国際組織のメンバーにも入っていない。国際的

に孤立した状態が現在に至るまで続いている。

　台湾にとって、中国政府から「一つの中国」「一国二制度」による中国との合併を強要されていることが最も大きい脅威であり、敵対の関係でもある。しかし、中国語という共通言語があり、産業、文化、観光、娯楽等の交流は盛んである。特に、工場の設置や投資といった産業・経済面では中国との協力関係が年々深まっており、中国で就職・留学する台湾人も増加している。台湾のテレビチャンネルも中国のメディアコンテンツを放送しており、中国へ旅行したり、中国語のドラマ、バラエティ番組を視聴する台湾人は多い。

　しかし、2019年、「一国二制度」のモデルである香港で民主主義を求める若者が中国政府に弾圧された事件をきっかけに、台湾人の中国政府に対する不信感は一気に高まった。台湾の大統領選（2020年1月11日）は、国民党の「中国寄り」路線か、民進党の「台湾」路線かという二者択一の民意調査となった。選挙前には中国政府の台湾に対する干渉が明らかに増え、台湾では、政府やメディアに加えて市民も中国に関する情報に非常に敏感になっていた。台湾政府は、2019年12月末に武漢でCOVID-19の大規模な感染が発生したという情報をいち早く入手していたが、その背景には当時のこうした経緯も影響していたといえる。

　2020年1月に入って、台湾のメディアは武漢をはじめ中国のほかの地域の状況を大きく報道した。COVID-19を「SARS（重症急性呼吸器症候群）の再来」と表現して台湾人の警戒心を引き起こす一方で、これを政治問題としても扱った。民進党と国民党の反応の相違、武漢にいる台湾人の動向、中国人が台湾に入境するための条件（結婚等）等を政治的な論争の焦点としたのである。こうして報道は過熱したが、市民のCOVID-19への関心や注目が、政治的背景とも相まって高まる結果となった。

3　SARSから得た経験と教訓

　SARS（重症急性呼吸器症候群）は、2002年11月、中国広東省での発

生が最初であったと報告されている。その後、2003 年から、香港、北京、シンガポール、台湾まで感染が広がった。台湾では、疑い例も含めて 664 名が感染し、その内 180 名が死亡した。これは、世界で最も遅い収束であった。

　SARS がアジアで流行っていた 2003 年 1 月頃、台湾では、まだ感染は確認されていなかった。2003 年 4 月になって感染者が爆発的に増加し、台湾全体がパニック状態に陥った。当時、筆者は台湾の南部にある大学の学生であったが、実家のある台北市には感染拡大防止のため 2 か月ほど帰れなかった。

　5 月中旬には当時の台北市立和平病院が封鎖され、院内のすべての医療従事者、患者および患者の家族が病院から出られなくなった。当時、未曾有の感染症に対し、中央政府と台北市政府の方針が異なり、また医療関係者のなかでも意見が分かれていた。台湾の医療関係者は当時を振り返り、以下のように指摘する。「SARS 対応の失敗は、中央と地方の政策が不一致だったことである。また、医療専門の意見を無視し、政治家の闘争の場になってしまった」[1]。

　こうした SARS の経験は、台湾社会の防疫対策に大きな影響を与えた。個人レベルでは、頻繁に手を洗ったり体温を測る等の習慣が形成された。咳の症状がある、あるいは病院へ行く際にはマスクをつけるという習慣が定着したのもこの時である。政策レベルで特筆すべきなのは「社区健康防疫網」（和訳：コミュニティの健康防疫ネットワーク）の設立である。

　コミュニティの支援を紹介する前に、本稿において重要な役割である村／里長について詳しく紹介する。台湾では六つの直轄市（台北、新北、桃園、台中、台南、高雄）と 13 県がある。直轄市の下に区、そして里である。県の下に市、郷、鎮そして村である。村と里はそれぞれ最も基礎的な行政区域である。日本でいえば町内会のイメージで、半径 1-2km の区画に区切られており、そのトップは村／里長（以下里長と略称）である（野嶋剛 2020）。里長になるには、4 年に 1 回の選挙がある。無給であるが、毎月事務費が支給される。仕事の内容は地域に関するすべての行事を関わり、地域サービスを行うことである。具体的には、地域の問題、政令の広

報、地域活動の開催などである。里長の事務所に里幹事という公務員が里長の仕事をサポートする。

コミュニティの健康防疫ネットワークは、地域で活躍している里長を主役にした。里長に地域範囲内のすべての感染在宅隔離者の情報が伝達され、里長が直接電話で隔離者の健康状況を確認することで感染状況をコントロールするというシステムである。

隔離者の食事配達、必要品の買い出しなどの支援は、里長が募る地域住民ボランティアが担当することになっており、住民自身が隔離者への支援活動を行う仕組みになっている。このネットワークによって、住民同士が感染状況に関する情報をすべて把握することができるため、住民間の疑心暗鬼や、隔離者が勝手に外出するような状況を回避できる（林世民・陳欣蓉 2004：18）。SARS 当時は、「社区健康防疫網」は台北市内の中正区のみでの実施であったが、コロナ禍では、このコミュニティネットワークが全国で活用されている。

4 政府側の防疫対策

4.1 中央感染症指揮センターの成立と取り組み

台湾中央政府衛生福利部（日本の厚生労働省に相当）は、2020 年 1 月15 日、当時まだ「武漢肺炎」と俗称されていた COVID-19 を「厳重特殊伝染性肺炎」として第五類法定伝染病に指定した。次いで、1 月 20 日には「中央流行疫情指揮中心」（和訳：中央感染症指揮センター、以下指揮センターと略称）を COVID-19 対策本部として設置した。これは、2005年の衛生署（現衛生福利部）の規定によるもので、重大な感染症発生の際に、衛生福利部の下位組織である疾病管制署が防疫を目的として設置する臨時的な機関である。指揮センターの指揮官は衛生福利部の大臣陳時中である。

この指揮センターは八つの組織で構成されている。すなわち、「疫情監測組（感染症の情報確認）」「辺境検疫組（入国管理および検疫）」「社区防

疫組（コミュニティにおける在宅隔離・検疫業務・食料配達等）」「医療応
変組（感染症の予防や医療機関の管理）」「研発組（ワクチンの開発および
感染症研究）」「資訊組（情報収集）」「行政組（法制度の整備）」、そして「新
聞宣導組（感染予防キャンペーン、市民の問い合わせおよびマスコミ対
応）」である。

　2月25日、政府は「嚴重特殊傳染性肺炎防治及紓困振興特別條例」（和訳：
厳重特殊伝染性肺炎防止および救済振興特別条例）を制定した。これは時
限立法（2020年1月15日から2021年6月30日まで）であるが、場合によっ
ては延長することができる。この法律は、その目的を説明する第1条「厳
重特殊伝染性肺炎を有効的に防止し、市民の健康を守り、また国内の経
済、社会へのダメージを対応する」以下、計19条からなる。医療従事者、
感染隔離者への経済的な補助（第2条）のほか、検疫や隔離等の違反者に
対する個人情報の開示、医療用品の転売等に対する罰金・有期徒刑等罰則
規定もある。特筆すべきは、指揮センターによるCOVID-19対策が、第7
条の指揮センターの指揮官の対策等の決定権の確保に基づくものだったこ
とである。指揮官は防疫の需要に応じて独自に対策を講じることができる
が、第7条には、SARSの際に指摘された「中央政府と地方政府の方針の
不一致」が引き起こす問題を回避する意図があると考えられる。

　指揮センターは、2020年1月22日から6月7日まで、毎日かかさず記
者会見を行っていた。6月7日以降は、毎週水曜日のみ行っている。記者
会見の内容は、感染者数、感染経路、採用する検疫の方法、医療機関の状
況および入出国に関する検疫規制である。記者会見は40分間で、指揮セ
ンターからの報告がおよそ20分、後半の20分間はすべて質疑応答にあて
られた。ただし時間制限がないため、2時間に及んだ記者会見もあった。
記者会見はリアルタイムでネット中継され、多くの市民が視聴していた。

　会見には、指揮官である陳時中だけでなく、議題に合わせて指揮セン
ターの各組織の担当者が出席し、発言した。取材陣にも資格制限はなく、
テレビニュース、新聞紙、雑誌、ネット配信の記者のほか、フリーライ
ターも参加できる。陳時中以下、すべての担当者が質問に丁寧に答えてい
ると評価され、これまで政府を批判する立場にあったレポーターたちが、

応援する立場に変化する様子がみられ
た。たとえば、2020年2月3日、武漢
で仕事をしていた台湾人がチャーター機
で帰国した際に1名の感染者が出た。当
日の記者会見では陳時中が涙を流し、理
由を尋ねられて「いや、同僚、みんなは
こんなに頑張ったのに」(原文:「不過大
家總是就覺得、同仁大家都這麼努力」)
と答えた。この際、インターネット上で
は指揮センターに対し多くの声援が送ら

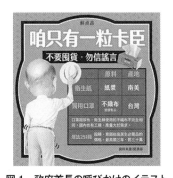

図1 政府首長の呼びかけのイラスト

出所:行政院長蘇貞昌の Facebook より

れた。また不眠不休の陳時中の体調を心配する声もあった。Facebook や
Instagram などの SNS では、「#部長、寝なさい」(原文:#送部長去睡覺)
という言葉や、これに関連するイラストが拡散された。

　SNS に関しては、市民だけでなく、大統領から行政院長、各部の首長
まで政府の要人も Facebook、LINE などで市民向けの情報を発信してい
る。それらの情報には、イラストや漫画も使用され、ユーモアのあるもの
になっている。たとえば、2月6日に「マスクの原料不足の次に、トイレッ
トペーパーの原料が不足する」というデマが出回り、トイレットペーパー
や衛生用品の買い占め現象が起こった。2月7日、行政院長蘇貞昌は自分
の Facebook にトイレットペーパーの原料は十分であり、またデマに対し
て罰金を科すとの内容を投稿した。この投稿では、「われわれはひとつの
おしりしかない」(トイレットペーパーは大量に必要ではないという意味)
というタイトルに自分のうしろ姿を表現したイラストを添え、「買い占め
しないで、デマを信用しないで」と呼びかけた(図1)。

　2020年5月7日の世論調査では、大臣陳時中に対する満足度は94%と
なり、政府の防疫対策への満足度は91.7%に達した。[2] これは2016年、民
進党が与党になってから最も高い満足度である。その主な理由は、前述し
た政府と市民との十分なコミュニケーション、および次節で詳しく説明す
る隔離・検疫対策、マスク対策にある。

4.2 隔離・検疫対策

　台湾は COVID-19 の感染者に対して、全員医療機関に入院させて治療
と経過観察を行う。ここからは感染のリスクが高い人に実施する検疫と隔
離対策について詳しく説明する。台湾は 1 月 22 日に武漢からの渡航を禁
止した。旧暦春節の連休を目前に、中国からの渡航者が COVID-19 の拡
大をもたらすことを懸念したからである。これに加えて、指揮センターは
検疫の程度をさらに厳しくした。それは、センターが規定する条件のう
ち、一つでもあてはまる症状があれば感染を疑い、1922 という電話番号
で衛生福利部に問い合わせるというものである。以下がその条件である。
まず、発熱（≧ 38 度）か急性呼吸器感染症になった場合、(1) 発症より
14 日以内に中国湖北省、廣東省、浙江省へ行ったことがある、(2) 発症よ
り 14 日以内に中国湖北省、廣東省、河南省、浙江省において発熱および
呼吸器感染症の発症者に接触した。また、肺炎症状があり、かつ発症より
14 日以内に中国、香港、マカオへ旅行あるいは居住していて、中国・香港・
マカオから帰国した際に体調が悪い場合もすぐに 1922 に電話し、指示ど
おりに病院へ直行する。この場合、旅行歴の告知も必要とした。

　これらの規制は、法令の整備とともに、1 月 26 日に最初の施行から現
時点で機能している 4 月 7 日のバージョンまでに、17 回修正された。特
に、1 月末から 2 月上旬にかけては、ほぼ毎日更新している。初期には、
検疫の対象は中国の武漢からの帰国者のみであったが、感染の蔓延に伴
い、順次対象となる国や地域を拡大し、3 月 19 日以降は、すべての海外
からの帰国者が検疫対象になっている。

　また、1 月 26 日から 2 月 4 日までのバージョンで複数呈示していた感
染経路の追跡方法を、2 月 5 日以降のバージョンでは以下の三つに統合し
た。それは、「自宅隔離」「自宅検疫」「健康自主管理」である（表 2）。「自
宅隔離」の対象者は、感染者との濃厚接触者である。対象者は 14 日間の
隔離を義務付けられ、外出は禁止である。また、毎日 2 回地域の保健所の
担当者に検温結果および体調を報告しなければならない。「自宅検疫」の
対象者は海外からの帰国／入国者である。隔離期間、外出禁止とも「自宅

表2　隔離・検疫対策

追跡方法	自宅隔離	自宅検疫	自主健康管理
対象者	感染者との接触者	海外からの入国者	1.PRC検査陰性かつ隔離解除 2.社区監視検査ケース
責任部門	地域保健所	役所民政局／里長・里幹事	地域保健所
方法	自宅隔離14日 1日2回の自主検査	自宅検疫14日 1日2回の自主検査	自主健康管理14日
内容	・保健所が毎日2回の健康状況を追跡する ・外出禁止。渡航、公共交通機関を利用すること禁止 ・症状が出たら保健所が入院することを協力する ・違反の場合、伝染病防治法により罰則を受け、強制安置 ・隔離期間終了後7日間の自主健康管理が必要	・里長／里幹事が毎日2回の健康状況を追跡する。「健康ケア記録表」が作成される ・外出禁止。渡航、公共交通機関を利用すること禁止 ・症状が出たら指定の医療機関で検査を受ける。保健所が観察する ・違反の場合、伝染病防治法により罰則を受け、強制安置 ・隔離期間終了後7日間の自主健康管理が必要	・無症状：公共の場へ行くことをなるべく避ける。外出する場合、マスクと手洗いを徹底する ・風邪の症状が出た場合、素早く受診する。受診する際に、旅行歴、職業、まわりの状況を申告する ・検査を受けた場合、結果が出るまで、外出禁止
法令	伝染病防治法・嚴重特殊傳染性肺炎防治及紓困振興特別條例		

隔離」と同様であるが、検温と体調の報告が在住する地域コミュニティの里長と里幹事である点が異なる。「健康自主管理」は、「自主隔離」と「自主検疫」の終了者が対象である。これらの対象者は症状がない限りはPCR検査を受けられない仕組みである。厳格な隔離方針によって不要不急の入境者数を抑え、感染者数を抑制する効果があったと考えらえる。

　次に、国内の一般市民にとって重要なマスク対策について説明する。ここでは、マスクの入手をシステム化することで、市民がパニックに陥る事態が避けられることになった。

4.3　マスク対策

　台湾では、2020年1月末から、市販の不織布マスクは医療用マスクも含めて在庫が不足し、販売されなくなった。特に、医療用マスクは、

SARS の経験で布マスクが感染防止には役立たないとされたことから需要が急増し、マスクを買えないことによる市民の緊張や恐怖感の増大が懸念された。マスク対策は、政府にとって喫緊の課題であり、以下のようなマスク対策が練り上げられた。

まず 1 月 24 日にマスクの輸出を禁止し、次いで 1 月 30 日、政府がマスクを買い上げて価格を統一した。一方で、民間企業にマスクの増産を要請し、マスク製造に従事する人員を国軍から派遣した。この時点でマスクの生産量は 1 日あたり 188 万枚から 2000 万枚まで増加している。個人や企業によるマスクの転売・買い占めも厳しく取り締まられ、2 月 6 日にはマスクの実名制販売システムがスタートした。それと同時に、マスクの販売の場所を確認できるマスクマップアプリが開発された。

マスクの実名制販売の目的はマスクの購入枚数の制限にあったが、マスクの大幅な増産とともに、枚数制限も緩和された。当初は 1 回につき 2 枚しか購入できなかったが、1 か月後の 3 月 5 日には、市民は大人用のマスク 3 枚、子ども用のマスク 5 枚を 7 日ごとに購入できるようになっている。マスク 1 枚の値段は 5 元（日本円約 16 円）と購入しやすく、また、販売拠点を薬局とし、国民健康保険証の提示で購入できるなど、購入方法も簡易になった。この販売システムが導入された初期にはほぼ毎日薬局の前で行列がみられたが、これもマスクの増産および感染の抑制によって、行列問題が解消した。なお、3 月中旬にはネット上で予約し、店舗で受け取るサービスシステムが開発された。4 月にはスマホのアプリで予約し、コンビニで購入する方法も実用化されている。6 月以降現在に至るまで、マスクは需給のバランスが取れており、従来型のマスク販売（枚数・価格不定）および政府の実名制販売システムが併用されて、確実にマスクを購入できるようになっている。こうした経緯で医療マスクの購入も確保され、市民は政府のマスク対策に対し、落ち着いて日常生活を送れたと評価している。次に、市民の取り組みについて報告する。

5 市民の取り組み

5.1 地域社会の支援

　前述（4.2節）のように、「自宅検疫」は里長と里幹事が管理している。里長は保健所、医療機関とは異なり、一般市民と同じく防疫の素人である。政府が随時変更する対策やシステムの整備に対応しつつ、市民の感染への恐怖を抑え、コミュニティの安全を維持するのは難しい。里長および里幹事の力だけでは、コミュニティを主体とする防疫作業はできないと考えられる。したがって、里長は地域との連携が必要である。本稿では、里長がどのような地域の組織と連携し、コミュニティの防疫を行っているのかを検討する。筆者は、2020年9月10日から13日まで、1999年集集大地震以降、地域自主防災に携わる四つの村・里へオンライン聞き取り調査を行っており、COVID-19の防疫に関わる事例を紹介する。

　第一の事例は新北市S里である。S里は首都である台北市まで車で約30分と比較的近く、マンションが多い集合住宅区域となっており、人口は1万2000人である。台湾において歴史的災害である921集集大地震を経験に加えて土石流危険区域の指定も受けており、地域防災活動が定年後の住民を中心に活発に行われている。筆者は2020年9月10日、COVID-19対策担当の里長と食事配達担当の社区発展協会理事長にオンラインで30分ほど聞き取り調査を行った。

　社区発展協会は、日本の自治会と同様に地域コミュニティ運営に関わる住民組織である。自主防災組織は本協会の下位組織であるが、このメンバーは、社区発展協会会員として地域ボランティア活動にも取り組む。主な活動は高齢者向けの食事サービスである。協会では、食料や料理は、地域のボランティア、自主防災組織のメンバーが調理する。また、協会の資金で購入したコミュニティバスでの送迎もあり、昼食はコミュニティ交流センターで一堂に供される。夕食は弁当が自宅まで配送される。なお、コミュニティバスは、災害時の避難困難者向けの移動手段としても活用されていた。

　理事長からは、防疫時期がもたらした地域の活動の変化についての話があった。2020 年 1 月末からは集会が事実上不可能になり、食事はすべて弁当で提供されるようになった。また、COVID-19 の時期に外出することを怖いという高齢者がいたため、これまではなかった週末の配達サービスを開始した。里長と自主防災組織のメンバーが毎日 2 回弁当の配達を行う。

　地域の活動は、4 月以降再開された。高齢者の集会では、参加者の実名記録および入場時の体温測定を徹底し、「防疫教育」として活動時に毎回手洗いの方法等を伝達している。

　里長自身は、検疫のリスクがある人がコミュニティに入ることに対し、一般市民と同じく「怖い」とし、「もっと怖いのは、中国から帰ってくる人がいるという噂が出回ること」だと話す。海外、特に中国からの帰国者を「ウイルスを持って帰ってくる『敵』」とみなす住民もいるからである。一方で、「自宅検疫」の対象者の個人情報や居場所には守秘義務があるが、里長自身はどの家の家族が海外にいるかは大抵把握している。そのため、「自宅検疫」の対象者を「敵」としてみるべきではないと指摘した。

　里長にとって最も大きな任務は「自宅検疫」の対象者の所在地の確保である。S 里では、過去に「自宅検疫」の対象者が行方不明になったことがある。当該対象者が、台湾に入境後連絡が取れなくなり、本件はテレビで報道されるほどの大事件になった。また、「自宅検疫」の対象者が里長に電話で 3 食の配達を依頼する場合もあったが、里長は「大変だが、こういう依頼にもなるべく応じるように工夫した」という。

　第二の事例は雲林県古坑郷 H 村である。H 村は中山間部にある農村で、集集大地震の被災地である。集集大地震以降は、台風の頻繁な襲来により土石流の被害を繰り返し受けており、自主防災活動を活発に行っている。H 村の主要作物はもともと檳榔（台湾の伝統的な嗜好作物）であったが、震災復興の一環としてコーヒー栽培を開始した。カフェ、レストラン、民宿などの観光業を発展させ、2005 年前後には台湾産コーヒー・ブームを引き起こしている。現地の人口は 778 人で高齢者が多い。筆者は 2020 年 9 月 11 日に村幹事にインタビューを行った。

　村幹事の防疫に関わる業務は、検疫対象者とのコミュニケーションやサ

ポートである。まず、対象者が隔離期間に入った後、村幹事は検疫パッケージを入り口に置き、ビデオ電話で、対象者に検疫の注意事項を説明する。特に、携帯電話のGPS追跡による24時間体制の居場所確認は村幹事の業務の中心であるため、電源をオフにしないよう必ず伝えなければならない。また、ゴミ出しは専用のごみ袋を使い、期間最終日に専門のゴミ収集車が来ることも伝える。このほか、毎日2回対象者に電話で体温および体調を確認することも村幹事の業務である。対象者が食事を調達できないときに、カップヌードルや冷凍食品などを買い出しの協力をすることもある。

村幹事は、対象者の通信の追跡が非常に大変だという。検疫システムで対象者の通信が確認できないと、村長、村幹事および警察にアラートが来る。24時間体制のため、深夜でも検疫対象者に連絡しなければならない。しかし、H村は中山間部で通信環境が良くなく、携帯電話の通信が切れてしまうことも多い。そのため、対象者が在宅でもアラートが来ることがあり、村幹事や警察の無駄な仕事が増えてしまったという。

一方、旧暦春節の休暇が終わる頃、政府が公表した「自宅検疫」の方法や手順はまだ混乱していたという指摘があった。検温結果の記録は最初は手書きだったが、3月からはパソコン入力に変更された。このような修正が頻繁であるため「ゆっくり慣れる時間もなく、必死に適応するしかなかった」という。

また、COVID-19の対応でプレッシャーになったのは村民間のうわさである。「どの住宅に帰国者がいる」というような情報は出回るスピードが速い。たとえば、「この間、1人のお母さんがこども5人を連れてきた。そのときに、近所の高齢者は感染を恐れて全員引っ越した」という話があった。こうした際は、不要な争いやパニックを回避するために、話の真偽の確認も含めて村長や村幹事が直接住民とコミュニケーションをとっているという。

次に、H村の自主防災組織では、メンバーが防疫に協力的な姿勢で対応してきたことがわかった。たとえば、マスクや消毒用アルコールが不足していた時期には、伝手のあるメンバーがそれぞれ調達していたそうであ

る。また、同村では検疫期間終了後も独自に対象者の自宅周辺の消毒作業を行っているが、これも自主防災組織のメンバーの仕事である。

　台湾は、COVID-19 の影響によって、経済の不況や店舗の倒産などのニュースが絶えなかった。しかし、村幹事からは、他方、COVID-19 が H 村にポジティブな影響を与えたという話もあった。まず、COVID-19 の流行で、H 村に訪れる観光客が増えた。映画館や百貨店へ行けなくなったから、3 密の心配がない H 村に山登りにくるというのである。H 村のカフェやレストランも人気になり、お店の人が忙しくて仕方がないという。また、7 月以降、国内旅行が解禁になってからは、H 村の民宿は満室状態であることが多くなった。

　もう一つのポジティブな点は、避難訓練を改善できたことである。H 村は 4 月、台風向けの避難訓練を行った。村幹事は、「これまでの避難訓練は、参加者や見学者が一つの場所に集まって、あらかじめ用意されたシナリオどおりに『演じた』」と指摘した。しかし COVID-19 で活動が規制され、従来の避難訓練のやり方を変える必要があった。そこで、新しい避難訓練では、組を分けて、実際災害が発生しそうなところに行き、その映像をスマホのビデオ電話で中継し、他の参加者は会議室で中継を見ながら現地の様子について議論を行う。村幹事は、「この方法の方が、本物の災害に近いと思う。むしろ今回は COVID-19 のおかげで、有効的な避難訓練の方法を身に付けたと思う」と述べていた。

　第三の事例は、都市部の台北市文山区 C 里で、ここはマンションの多い集合住宅地である。C 里の人口は 4,200 人である。C 里でのインタビューイーは里長である。C 里は、一時期最大 20 名の検疫対象者を擁し、台北市政府の通達によりコミュニティ活動が中止されて高齢者への弁当配達ができなくなるなど、COVID-19 の影響が大きかった地域である。C 里の里長は、感染症が問題になった 2 月から地域内のマンションに対し、「防疫教育」に関する PR 活動を行った。その内容は、マスク・手洗いの方法以外に、エレベーターの階層ボタンの押し方や消毒用品の使い方など細部にわたっていたが、これらの知識は、里長が SARS の経験をもとに自ら行ったことである。また、その際、必ず地域内の防災士を伴ったことも注目さ

れる。防疫と防災は異なるが、台湾の防災士にはユニフォームがあるため、住民に信頼できるというイメージを与えられると考えてのことであった。里長は、「台湾人は面白いですね。手洗いだけで手洗いの歌、手洗いのダンス、いろいろ自分で開発する。民間はそれなりに努力していて、一般市民の防疫意識も高まる」と話し、疫病が流行る以前と比べ、コミュニティ内とのコミュニケーションが活発化したと強調した。

　第四の事例は、高雄市の六亀区 O 里である。O 里は人口約 355 人の小さな農村である。里長へのインタビューでは、まず、検疫対象者が少ないうえ、住民の検疫に対する緊張感が比較的低いことがわかった。住宅と住宅との距離が離れており、同じ農村でも、前出の H 村とは異なる状況であると考えられるが、本里では、災害時の避難についての話が聞かれた。7 月に台風が襲来した際、政府から赤色警戒（日本の特別警報に相当）が発令された。O 里では、避難する必要がある住民のために、避難所に消毒用品とマスクを用意し、宿泊場所では人と人との間隔を 50cm とるようにした。里長は「これまで何回も避難したが、今回はいろいろ気をつけなければならず、やはり面倒だった。政府の方も、専門家も指導しに来てくれたからよかった」と話した。

　以上は、COVID-19 防疫作業に直面した地域の人々による実践の内容である。次に、一般市民が、防疫作業と直接関わるのではなく、ネットを通じて防疫を支援した事例を紹介する。

5.2　ネット空間の市民運動

5.2.1　マスクの譲り合いの呼びかけ運動

　台湾では 1 月中旬からマスクの買い占めが始まり、入手できない状態になった。前述（4.3 節）のように実名販売制等政府の対応は早かったものの、薬局の前には連日マスクを購入するための長い行列ができ、また、並んでも買えない場合も多かった。こうした状況に対し、2 月 6 日から、一般市民が Facebook で「私は大丈夫、あなたは先にどうぞ」（原文：「我 ok 你先領」）という呼びかけの活動が始まった。この活動のコンセプト

は、免疫力の高い健康な市民はマスクの必要性を考慮し、在庫不足に苦しむ医療従事者および持病があったり、病院へ出入りが必要な人に優先順位を譲るべきだという点にある。この呼びかけのイラスト（図2）は Facebook や LINE などの SNS で拡散され、当時まだマスクの増産に頭を悩ませていた政府もこの活動を応援する立場にたった。

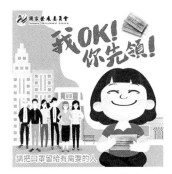

図2　マスクの譲り合いの呼びかけのイラスト

出所：国家発展委員会の Facebook より

　ただ、この活動には賛否両論あった。マスク不足に対する台湾人のやさしさや譲り合い精神が評価される一方、免疫力の高い健常者はマスクなしでも感染しないという科学的データがなかったからである。無症状感染があることも知られ、若者がマスクをつけないことはむしろ感染を広めるのではないかと批判する声があがった。この活動には「若者、健常者はマスクを買いに行くのをやめて」という意識が社会に押しつけられるという側面もあり、そのことで実名制販売システムがマスクの購入を阻む懸念もある。誰もがマスクを買えるようになるために開発された実名制販売システムが、それでは本末転倒である。

　実際には、この活動は、マスクが増産になり、感染状況も落ち着いたため、約1か月で終了した。賛否両論があったとはいえ、本活動は、不安があふれる状況で市民間の「助け合い」を確認し、「まだ救いがある」という安心感を引き出した点で意義があったと考えられる。

5.2.2　Taiwan can help

　台湾政府は2020年4月1日から、「Taiwan can help」というスローガンの下、イギリス、アメリカ、日本そして中南米、中東、アフリカの各国にマスクの供給を支援する「マスク外交」を展開している。4月14日には、アメリカのニューヨークタイムズ紙に、WHO can help? Taiwan という全

面広告（図3）が掲載された。中国の「台湾は中国の一部」という方針により国際的な或いはオフィシャルな組織において「Taiwan」を使用できない台湾人にとって、アメリカの新聞紙で「Taiwan」を見ることができたのは、大きな出来事である。

　このキャンペーンの発起人は、台湾の人気ユーチューバーやデザイナーら5人である。彼らはSNSでクラウドファンディングの手法で2000万元（約6500万円）を集金したが、ここにはおよそ2万6000人から支援があったとされる。キャンペーンのきっかけは、世界保健機関（WHO）のテドロス事務局長が、4月8日の会議で「台湾から人種差別的な攻撃を受けた」と発言したことにある。台湾側は、ただちに、テドロス事務局長への人種差別的な攻撃がされたことはないと主張した。WHOへの加盟が認められず、COVID-19に関する情報の共有もない状況にある台湾に対し、テドロス事務局長が国際的な会議の場で「台湾」を持ちだし、攻撃したことは台湾人にとって非常な衝撃であった。本企画の発起人の1人である広告デザイナーは、個人のFacebookに「この機に、台湾は如何にSARSの経験を活かして、世界各国に支援できるかをアピールしたい」と述べている。

　「Taiwan can help」キャンペーンが台湾の外交に役に立った。最も重要なのはチェコとの交流である。チェコは台湾との国交はないが、上院議長ビストルチルが台湾のマスク支援に感謝の気持ちを表すために、8月31日、90人の訪問団とともに台湾に到着し、6日間滞在した。上院議長は9月1日に台湾の立法院（国会）で講演を行い、「民主主義国家の一致団結」を訴えた。さらに、故ケネディ元米大統領の演説の「私はベルリン市民だ」になぞらえて、「私は台湾人だ」との言葉を台湾人に送った。

　この一連の動きは、台湾市民と政府が一体となって「台湾は弱者ではない」

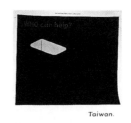
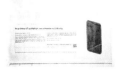

図3　Taiwan can help の広告

出所：大統領蔡英文のFacebook より

というメッセージを世界に向けて発信した活動と解釈することができる。マスク外交では、国外から、チェコをはじめ、他の国々、たとえば日本、イギリス、オランダからも感謝の声が届いた。このことで、台湾市民は2月から継続してきた一連の防疫に関わる活動が、SARSを乗り越えた成功体験として認識し、政府と社会に対する信頼感が増したと考えられる。

5.2.3　台湾海外 Covid-19 自救会

　国内は COVID-19 をコントロールすることができたとみられる。しかしその一方、海外の多くの社会がいまだ COVID-19 の蔓延に苦しんでいる。そうした状況で、海外在住の台湾人は帰国もできず、感染に対する不安が高い。会社・学校・コミュニティ等での孤立が報告されるなか、3月16日に Facebook で海外在住の複数の台湾人が「台湾海外 Covid-19 自救会」のグループページを立ち上げた。現時点で 8.4 万人がこのグループに参加し、ページ上には現在に至るまで、毎日 30 件以上の記事が投稿されている。

　このページを作成した最初の目的は、在外台湾人の COVID-19 に関する医療関係の相談先となること、および関連情報を共有し、在外台湾人の帰国を抑制することであった。インターネットにおける医療行為は違法であるため、グループでは COVID-19 の症状や各国の情勢について共有することに主眼を置く一方、医療関係者はボランティアで個人の意見や最新の医療情報を台湾から提供した。

　3月以降、各国でロックダウンが実施されるようになると、本グループでは、「Stay home」による心理的な病気に関する相談、カウンセリングの記事が多くなった。病院に通院できないことから、慢性病や皮膚病など風邪以外の病気に関する相談もある。また、台湾への帰国について、飛行機に乗る際の注意事項や自宅検疫についての情報提供や、相談・経験談の記事も目立つ。医療相談を中心とする初期のページと比べると、在外台湾人の生活に役立つ情報が増えている。怪しげな民俗療法のアドバイスや「台湾に帰るな」のような悪意のある投稿など、ルール違反のコメントも少なからずみられたが、情報を共有することで、帰りたくても帰れない、

あるいは帰ろうとする在外台湾人が心理的に支え合う性格を持つグループに変化していると推測される。

6　市民社会の活躍

これまで述べてきたように、台湾では2003年のSARSの経験と教訓を背景に、および中国に対する警戒感が強まる状況で、台湾は早期からCOVID-19に対応してきた。本稿の調査から、COVID-19の蔓延を抑えられるのは、決して政府のトップダウンのパフォーマンスだけではなく、市民社会において支援し合うことで成り立つ政府と民間が一体となった協働が重要な一因であることがわかる。以下は、市民社会の活躍の特徴をまとめたものである。

（1）コミュニティをベースとする防疫ネットワークの形成

台湾の市民社会は、SARSの経験を踏まえ、村・里といったコミュニティ単位で防疫作業を行った。地域全体で防疫作業を支援するネットワークを構築し、感染リスクが高い者に対する支援を可能にすることで、政府や医療機関の負担を減らし、地域全体の衛生観念も向上した。また、地域の特性によって、防疫教育の実施や自主防災組織で消毒作業を行うなど、さまざまな取り組みがボトムアップで進められた。山間部の村落が条件不利地域であることを逆手にとり、これを「3密にならない環境」として観光振興に結びつけたH村の事例は、COVID-19に対する社会の対応が模索されるなか、注目されるものである。

（2）SNSの空間で「理想の社会」を構築する

本稿で紹介した、「マスクの譲り合い」「Taiwan can help」「台湾海外Covid-19自救会」、また、台湾政府のCOVID-19の記者会見への評論は、すべてSNS上で発案され、拡散された市民運動である。SNSは、現地に駆けつけることができない場合に国内外への支援を成しえる方法の一つで

ある。市民がネット空間で主張を自由に訴えて世論をリードし、思いやり
がある、民主主義的な「理想の社会」を構築しつづけているのは興味深い
ことである。一方、このような「理想の社会」は、「善意の覇権」（たとえ
ば健常者はマスクを医療関係者にゆずるべき）のように、意識の押しつけ
という落とし穴になる危惧もある。

（3）政府と市民のリスクコミュニケーション

　本稿で言及した事例では、市民への呼びかけの方法、指揮センターの記
者会見の在り方、また避難所の過ごし方や避難訓練などの取り組みがみら
れた。得体の知れないウイルスに対して、政府がすべの情報を開示し、対
策を市民に分かりやすく説明し、市民の混乱や不安を解消していると評価
でき、政府が積極的に市民とのコミュニケーションを行い、対応を進めて
いるという見方が可能である。

（4）危機を転機にする台湾情勢

　台湾社会には、政党の争いによる政情の不安定さ、官僚や政治家の無能
さ、物価や不動産の高騰、貧富の格差拡大などの解決の難しい問題があ
り、台湾人は政府に失望しているといわれてきた。しかし、COVID-19 に
おける防疫の成功体験がもたらした海外のメディアの賞賛および Taiwan
can help の出来事で、台湾社会は自信を持つようになった。また、台湾は
複雑な国際関係のなかで孤立し、長年「国」ではなく、「声なき地域」と
されてきた。しかし、COVID-19 への対応において、海外の国に実質的な
支援の手を差し伸べられたことは、台湾の力を世界に見せることができた。
　最後に、防疫は長期戦であるため、今後、台湾が如何に経済と防疫のバ
ランスをとるのか、コミュニティベースの防疫ネットワークがどのように
発展していくのか、引き続き注目する必要がある。

注

1) " 從武漢肺炎想到 SARS 的慘烈突襲 " 康健雜誌（2020 年 1 月 22 日）https://www.
commonhealth.com.tw/article/article.action?nid=80815file:///C:/Users/frana/
Downloads/File_1417.pdf より。

2) " 民調：陳時中滿意度逼 94%、政府防疫滿意度 91.7%." 新頭殼 newtalk.（2020 年 5
月 7 日）https://newtalk.tw/news/view/2020-05-07/403086 より。

参考文献 ．．．．．．．．．．．．．．．．．．．．．．．．．．．．．．．．．．．．．．

李旉昕，2018「『世直し』と『立て直し』の視点からみる台湾の寄付文化」『アジアの質
的心理学 —— 日韓中台越クロストーク』ナカニシヤ出版，106-115.

林世民・陳欣蓉，2004『SARS 過後重省公衛體系之不足　抗 SARS 紀實 以台北市中正
區為例』記憶工程出版，12-19.

野嶋剛，2020『なぜ台湾は新型コロナウイルスを防げたのか』扶桑社新書。

ニュージーランド政府・市民社会による支援

1 はじめに

　COVID-19 が世界的な猛威を振るう中、ニュージーランドでは政府による対応や支援のあり方が高く評価されている[1]。特に、ジャシンダ・アーダーン首相の会見は世界からも注目を集め、2020 年 10 月の首相選では単独過半数の票を獲得し、見事再選を勝ち取った。アンダーン首相の会見は、対話的で市民に共感を得ようとする工夫が伝わる一方で、強いリーダーシップを打ち出した首相として模範的な会見だと評価する声が多い。

　首相の評価に留まらず、COVID-19 の早期の封じ込めに成功したことで経済回復も果たしている。実際に、ニュージーランドにおける 7 月から 9 月期の国内総生産成長率は、前期間と比較して 14% 増加し、過去最高の伸び率となった（Reuters 2020）。市民生活が COVID-19 以前の日常生活に戻ろうとしている中で、ロックダウンで動きが止まっていた個人消費や建設業が急激に回復したためだ。ロックダウンを行い、市中感染を防ぎ、徹底した検査の実施と二次感染対策を講じたニュージーランドの COVID-19 の対応は特筆に値する。COVID-19 に対して模範的な対応を行ったとして世界から称賛されているニュージーランドであるが、具体的にはどのような対応策や支援がなされているのだろうか。

　ところで、ニュージーランドの南島では 2010 年から断続的に地震（以下、カンタベリー地震と称する）が発生した。2011 年 2 月 22 日には最大規模の余震が発生し、185 人が犠牲となり、南島の中心都市であるクライストチャーチ周辺で甚大な被害を受けた。2002 年に制定された「民間防衛緊急事態管理法」とよばれる非常事態対応の基本法に基づいて政府がカンタベリー地震の対応を効果的に進めたといわれている（梅本通孝 2017；豊田利久ら 2018）。COVID-19 における政府や市民社会における対応や支援においても、10 年前のカンタベリー地震での災害対応の経験や支援のあり方の知見が活かされたのではないだろうか。

　本稿では、COVID-19 に対するニュージーランド政府・市民社会の支援の特徴について報告するとともに、カンタベリー地震における災害対応

の経験とCOVID-19での対応との関連について考察することを目的とする。

2　ニュージーランドにおける COVID-19 の感染状況と対応の概略

2.1　COVID-19 の感染状況の推移

　ニュージーランドでは、COVID-19 によりこれまで 2,308 名が感染し、25 名が犠牲となった（表1）（New Zealand Government 2020a）。ニュージーランドの COVID-19 の対応で特筆すべき点は早期の水際対策と迅速かつ強権的な規制である。ニュージーランド政府は中国・武漢を中心とする COVID-19 の感染拡大を受けて、2020 年 2 月 3 日に中国からの外国人旅行者の入国を禁止した。2 月 28 日にはニュージーランド国内で初めて感染者が報告されて以降、感染者が徐々に増えつつあった。3 月 18 日には海外に渡航しているすべての国民に帰国を要請した。3 月 20 日にはニュージーランドの国境を閉鎖することを発表した。例外的に、ニュージーランドに帰国する国民とそのパートナー、法定後見人、扶養家族の帰国は認められたものの、14 日間の自己隔離が義務付けられた。3 月 21 日には警戒レベルを導入し、70 歳以上のすべての人々に対して自宅隔離を要求した。3 月 23 日には警戒レベルを 3 に引き上げ、すべての学校を閉鎖することを発表した。3 月 24 日には警戒レベルを 4 に引き上げて国家緊急事態宣言を発動し、全国的なロックダウンを 3 月 25 日から実施した。ロックダウンが功

表1　民族別の感染者数と PCR 検査数の累計（2021 年 2 月 3 日現在）

民族	感染者数	犠牲者数	PCR 検査数
マオリ	197	5	220,672
太平洋	186	1	179,838
アジア	421	0	232,479
ヨーロッパ／その他	1,492	1	846,011
不明	12	18	62,701
合計	2,308	25	1,541,701

を奏し、感染者数は収束に向かったことから、ロックダウンの実施から約1か月後の4月28日に警戒レベルを3に引き下げ、その後も段階的にレベルを引き下げていき、経済活動を徐々に再開していった。6月9日にはレベル1に引き下げられ、日常生活をほぼ取り戻すことができた。

しかし、8月11日にニュージーランドの最大の都市であるオークランドで4例の感染が報告されると、同日正午にオークランドで警戒レベルを3に引き上げ、それ以外の地域でも警戒レベルを2に引き上げた。その後は、感染者は減少傾向になったことから、段階的にレベルを引き下げるようになった。2021年2月3日時点では、ニュージーランドの感染者は1日あたり一桁程度で推移しており、ニュージーランドではCOVID-19はほぼ終息に近づいていると推察される。

ここまでニュージーランドの感染状況の推移と政府の対応の概略について見てきたが、ニュージランド政府はトップダウンでありながら、迅速に対応を打ち出していることが確認できる。大津山らは、ニュージーランドの対応を「早期水際対策・行動管理型」と位置づけ、感染源が国外であることが明確であり、早期の経済活動の再開を考えれば、ニュージーランドのように早期の水際対策と徹底的な行動管理は有効であると評価している（大津山堅介ら 2020）。世論調査の結果でも、政府が国民に対してロックダウンを実施したことに対して91.6%が支持していると回答した（Newshub 2020）。トップダウンでの政策に対しても国民から圧倒的に高い支持が得られているのは、科学的根拠に基づいた政策決定により、国民の大半が政府を信頼していることと、リーダーによる国民に発信する機会も桁違いで多く、国民に寄り添おうとする姿勢が評価されていることに尽きると思われる。

2.2　警戒レベルの導入

ニュージーランドでは国内の感染状況に応じて警戒レベルが設定されている。警戒レベルには4つのレベルがあり、感染のリスクが最も低いレベルを1と設定し、感染段階に応じて、レベル4までが設定されている

（New Zealand Government 2020b）。各レベルには、リスクアセスメント
が示されているとともに、レベルに応じた人々の活動の制約条件が詳細に
定められている（表2）。警戒レベルが初めて導入された2020年3月21
日時点においてはレベル2と設定された。警戒レベルは国で一律に設定さ
れるものではなく、地域の感染の重大度に基づいて地方自治体単位で警戒
レベルを設定することができる。レベルの見直しも随時行うことができ
る。スーパーマーケット、医療・緊急サービス、公共事業、物資輸送の
サービスは生活に不可欠であることから、どのレベルであっても感染防止
対策を講じたうえで継続されるが、これらのサービスに従事している労働
者は、安全衛生義務を果たさなければならないとされている。レベル4で
定められている移動の制限や企業の閉鎖などに遵守しない場合には法律で
罰せられることになる。警察のウェブサイトにオンラインフォームが立ち
上がり、匿名で通報できる仕組みになっている（New Zealand Police
2020）。このように、レベルに応じた活動の制約条件は単なる行動規範を
示すものではなく、強制力を有したガイドラインであり、日本以上に国民
に厳格な対応を求めていることがわかる。

　ところで、日本では「Stay Home」や「おうち時間」といったフレーズ
により、なるべく自宅で滞在する機会を設けることを促していたが、
ニュージーランドでも同様の意味として「バブル」というフレーズが浸透
している。同じ家に住む人たちは、一つの「バブル」に住んでおり、それ
以外の人たちと接触すると、その「バブル」が弾けてしまうという考え方
で、オタゴ大学医学部の上級研究員で、電動車椅子を利用しているトリス
トラム・インガム博士が提唱した概念である（毎日新聞 2020）。家族だけ
でなく、障害者や高齢者などの介助に来てくれる人も含めて一つの「バブ
ル」とされている。表2の警戒レベル3の活動範囲の冒頭で示されている
「バブルが弾けないように」という表現は、バブル以外の人と接触して弾
けないようにという意味合いが込められている。

　警戒レベル1でも、公共交通機関やスーパーマーケットのように混雑し
た屋内の場所で物理的な距離を維持できない場合は、フェイスカバーを着
用することを奨励している。また、オークランド発着のすべての公共交通

機関の乗車時やニュージーランド全土の国内線の航空機乗車時にはフェイスカバーの着用が法律で義務付けられている。ただし、12歳未満の子どもやスクールバスの乗車時にはフェイスカバーの着用は免除されている。

　警戒レベル2から1に引き下げる際には、アンダーン首相は図1で示されている10の「黄金ルール」を6月3日の記者会見で説明した。[2] レベル1に引き下げることにより国民の気が緩み、再び感染が拡がることを防ぐために、レベル1で求められる活動範囲の説明のみならず、国に対する信頼や国民としての協力事項についても語りかけている。図1中の「⑩親切であってください。」については、当たり前のことを言っているに過ぎないが、COVID-19に対する国民の不安を案じ、自分と他人を優しくしてもらいたいと首相自らが訴えている様子を見ると、国民の誰もが共感するはずだ。

表2　警戒レベルごとのリスクアセスメントと活動範囲

警戒レベル	リスクアセスメント	活動範囲
4（ロックダウン）	持続的かつ集中的に感染が発生している	・安全なレクリエーション活動は地域で許可されている ・移動は厳しく制限されている ・すべての集会は中止され、すべての公共の場は閉鎖されている ・必要不可欠なサービス（スーパー、薬局、診療所など）を除いて、企業は閉鎖されている ・教育施設は閉鎖されている ・物資の配給と施設への再調達が可能 ・医療サービスの優先順位の変更される
3（制限）	・集団感染が複数例発生している ・複数の地域でクラスターが広範囲に発生している	・通勤や通学、地域のレクリエーションなど、基本的な身の回りの移動以外は、バブルが弾けないように、家にとどまることが求められる ・家の外では2m、学校や職場のような管理された環境では1mの物理的距離を保つ必要がある ・人々は自分の身近な家庭内にとどまらなければならないが、これを拡大して親しい家族やファーナウと再会したり、介護者を連れてきたり、孤立した人々をサポートしたりすることができる ・学校（1歳から10歳まで）や幼児教育センターは安全に開校できるが、定員は限られている。子どもたちは、可能な限り自宅で学ぶ必要がある ・人々は不可能な理由がある場合を除き基本的には自宅で働かなければならない

表2　警戒レベルごとのリスクアセスメントと活動範囲　つづき

警戒レベル	リスクアセスメント	活動範囲
3（制限）		・スーパーマーケット、一次産品小売店、薬局、ガソリンスタンド、金物店などが取引先に商品を提供している場合や、緊急事態や危機的な状況でない限り、企業は、個人的な接触を伴うサービスを提供することはできない ・事業者は敷地内に事業を行うことはできるが、顧客と物理的に交流することはできない ・リスクの低い地域でのレクリエーション活動が許可されている ・公共の場所は閉鎖されている（図書館、博物館、映画館、フードコート、ジム、プール、遊び場、市場など） ・10人までの集まりが許可されているが、結婚式、葬儀、タンギハンガに限られる。その場合でも、物理的な距離と公衆衛生対策を維持する必要がある ・医療サービスでは、可能な限りバーチャルで非接触での診察を利用する ・地域間の移動は強く制限されている（例：重要な労働者の場合は免除される場合がある） ・重度の病気のリスクが高い人（高齢者や既往症のある人）は、可能な限り自宅で過ごすようにし、自宅を離れる際にはさらに注意を払う必要がある
2（減少）	・限られたコミュニティでの感染が発生している可能性がある ・複数の地域で活発なクラスターが発生している	・公衆衛生上のガイダンスに従っていれば、友人や家族との再会、100人までのグループでの社交、買い物、国内旅行などが可能である ・公共の場や小売店では、知らない人とは物理的な距離を2mに保つ必要がある。職場のような管理された環境では、可能であれば1mの距離を保つ必要がある ・冠婚葬祭やタンギハンガなどの集会では、100人が上限 ・企業は、物理的距離や体調記録など公衆衛生ガイドラインに従えば通常の業務が可能である。可能であれば、テレワークを奨励する ・ホスピタリティビジネスは、顧客のグループを分けて、着席させ、1人でサービスを提供しなければならない。一度に最大100人までとする ・スポーツやレクリエーション活動は許可されているが、集会や記録などの条件がある。物理的距離を保つ必要がある ・博物館、図書館、プールなどの公共の場は、公衆衛生対策を遵守し、1mの物理的な距離を確保すれば開放できる

表 2　警戒レベルごとのリスクアセスメントと活動範囲　つづき

警戒レベル	リスクアセスメント	活動範囲
2（減少）		・映画館、スタジアム、コンサート会場、カジノなどのイベント施設では、決められた空間に 100 人を超えないことと、グループが混ざらないことを条件に、一度に 100 人を超える人数を収容することができる ・健康と障害者介護サービスは、可能な限り通常の運営を行う ・子どもを学校、塾、高等教育に送ることは安全である。ただし移動の際には適切な対策を講じる必要がある ・COVID-19 による重症化のリスクが高い人（たとえば、基礎疾患のある人、特に健康管理がうまくできない高齢者）は、外出する際には追加の予防措置をとることが推奨される。雇用者が安全に働くことができると同意した場合には、働くことができる ・公共交通機関や航空機（島間フェリーは除く）ではフェイスカバーの着用が必要。ただし、スクールバスや 12 歳未満の子どもや、タクシーやライドシェアサービスの乗客、障害者や精神疾患を持つ人々は免除される
1（準備）	・COVID-19 は 海外では制御されていない ・COVID-19 の輸入リスクが散発的に生じる ・国内で局所的に感染が発生している可能性がある	・COVID-19 症例の輸入リスクを最小限に抑えるための国境入国対策の実施 ・COVID-19 の集中検査。陽性例の迅速な接触追跡の実施 ・自分自身で必要に応じて隔離が必要 ・学校や職場は開放されているが、安全に運営されなければならない ・個人の移動に制限はないが、人々は安全を維持することが奨励されている ・イベントの場所の記録を残すこと ・集会に制限はないが、主催者は連絡先を追跡できるように記録を保管することが奨励されている ・具合が悪いときは家にこもり、インフルエンザのような症状があれば報告する ・手を洗って乾かす、肘に咳をする、顔を触らない ・国内の交通機関に制限はないが、病気の場合は公共交通機関の乗車や旅行を避ける必要がある ・職場やサービスに制限はないが、連絡先を追跡できるように記録を残すことが奨励されている ・NZ 政府が発行した QR コードを職場や公共交通機関に表示し、NZ COVID トレーサーアプリを利用して連絡先を追跡できるようにする必要がある

①**病気なら家にいてください。**「仕事や学校に行かないで、人との付き合いをしないでください。制限を解除してもそれは変わりません。私たちは、ニュージーランド人がストイックであることを望んでいないし、彼らが病気である場合は、職場などの他の場所のどこへも行かないようにしてください」

②**症状がある場合は、検査を受けてください。**「風邪やインフルエンザのような症状がある場合は、医師やヘルスラインに電話してください。必ず検査を受けるようにしましょう」

③**良い手の衛生を実践しましょう。**「手を洗う、手を洗う、手を洗うです」

④**安全にくしゃみをしましょう。**「くしゃみや咳を肘に吸い込み、共有部の表面を定期的に消毒しましょう」

⑤**保健当局の言うことに耳を傾けましょう。**「保健当局から自己隔離するようにいわれたら、すぐに求めに応じなければなりません」

⑥**心配している場合は、専門家に話してください。**「あなたがご自身の健康状態について心配していたり、あなたが基礎疾患を持っている場合は、健康を維持するための最善の方法を理解するためにもかかりつけ医に相談することをお勧めします」

⑦**日常の行動に注意を払ってください。**「どこに行ったか、誰に会ったかを記録しておくことで、接触者を追跡するのに役立ちます。そのためには、NZ COVID Tracer アプリを使うことをお勧めします」

⑧**企業は連絡先追跡の取り組みを支援するために、少しでも力を尽くすべきです。**「事業者は、保健省の接触追跡用 QR コードを表示することで、人の動きを把握できるようにしておくべきです」

⑨**警戒と準備を怠らないでください。**「世界的なパンデミックはまだ続いています。警戒レベルがやむを得ず上がってしまっても、人々や企業は迅速に行動できるための準備をする必要があります」

⑩**親切であってください。**「この数か月の間に、人々はこれまでとはまったく異なる経験をしてきたでしょう。あなたが感じていることは何であれ、大丈夫です。他人には優しく、自分にも優しくしましょう」

図1　アンダーン首相が説明したレベル1での黄金ルール

2.3　PCR 検査体制

　ニュージーランドでは、新規または悪化する咳、熱、喉の痛み、一時的な臭いの喪失、呼吸困難、鼻水などの自覚症状があること、あるいは自覚症状がなくても健康上の問題があれば、無料で PCR 検査を受けることができる（New Zealand Government 2020c）。基本的には、かかりつけの病院でまずは検査を受けることになるが、ニュージーランド国内には 17 の検査センターが設けられており、そこで検査を受けることも可能である。検査で陽性だと判定された場合には、地元の保健所スタッフから「ケースインタビュー」とよばれる電話での聞き取りにより、最近訪れた

104

表 3　ニュージーランドと日本との人口に占める PCR 検査の割合

	ニュージーランド	日本
総人口	5,101,400	125,570,000
PCR 検査総数（2021 年 2 月 3 日現在）	1,541,701	6,921,123
人口に占める PCR 検査の割合	0.302	0.055

すべての場所の詳細が把握され、感染した人や場所を特定していく。感染者はその後、自治体が確保した隔離施設のホテルに 2 週間滞在することとなる。

　表 3 にニュージーランドと日本での総人口・PCR 検査の総数・人口に占める PCR 検査の割合を示している。[3] ニュージーランドと日本との人口に占める PCR 検査の割合を比較すると、ニュージーランドの方が約 5.5 倍も割合が高いことから、ニュージーランドの方が日本よりも PCR 検査を容易に受けられる体制が整っていることが推察される。

3　政府による COVID-19 の対応計画

3.1　ニュージーランドの緊急事態体制

　ニュージーランドの緊急事態体制について既往研究から概観する（梅本 2017；豊田ら 2018）。ニュージーランドでは 2002 年に制定された「民間防衛緊急事態管理法(Civil Defence Emergency Management Act 2002)」（CDEM）が緊急対応の基本法であり、「National Emergency Management Agency（国家緊急事態管理局)」（NEMA）が所轄している。この法律は、自然災害だけでなく、疫病、インフラ損壊の訴訟、食品安全に関する事案、テロほか、感染症も危機管理の対象として位置づけられ、COVID-19 対策においてもこの法律の枠組みに則って対応を進めている。

　各種ハザード対策として、非常事態対応の取り組みを、Reduction（軽減）、Readiness（準備）、Response（応急対応）、Recovery（復旧）の 4 ステップに分け、"4Rs" と称される各局面に応じて対策を講じているのが特

徴である。ニュージーランド政府による新型コロナウイルス感染症対策にあたっては、「Health Act 1956（1956 年健康法）」「Epidemic Preparedness Act 2006（2006 年パンデミック法）」「Civil Defence Emergency Management Act 2002（2002 年緊急事態管理法）」（CDEM Act 2002）という三つの法律を下敷きとし、COVID-19 に対応して新たに 14 の法律を制定し、これらの法律に基づいて対応が進められた。CDEM は非常時には「National Crisis Management Center（国家危機管理センター）」（NCMC）の運営を担うとともに、CDEM グループ間の連携や国の機関との調整を図る役割が課される。CDEM グループとは、CDEM Act2002 において導入された制度であり、おおむね広域自治体ごとに複数の地域自治体および関係機関が協力して設置する非常事態対応のための共同組織である。ちなみに、ニュージーランドは中央政府、地方自治体の二層から成る。地方自治体には、広域自治体（regional councils）と地域自治体（territorial authorities）から構成され、前者は日本の都道府県に、後者は日本の基礎自治体に相当する。

3.2　政府による主な支援策

　COVID-19 で影響を受けた国民に対して政府はさまざまな支援策を打ち出している。第一に、雇用主に対する労働者を雇い続けるための賃金補助金である（New Zealand Government 2020d）。COVID-19 の影響により、昨年の同じ月と比較して、30％以上の収益が減少した場合には、2 週間分の賃金相当額として、週 20 時間以上働く人は 1 人当たり 585.80NZ ＄、週 20 時間未満の労働者 1 人当たり 350.00NZ ＄が雇用主に支払われた。補助金の受け取り期間中は、雇用主は従業員を通常の収入の 80％以上で雇用し続けることが求められた。補助金は事業者ごとに一括で申請し、政府から後日賃金相当額が支払われる。個人事業主やフリーランスも申請が可能で、給与証明も必要ない。納税番号が紐づいていることから、ウェブサイトでの申請が可能であり、即座に入金される。

　第二に、COVID-19 の影響により、2020 年 3 月 1 日から 2020 年 10 月 30 日の期間内に職を失った場合の所得救済として、最大 12 週間分の所得

が支払われた（New Zealand Government 2020e）。週に30時間以上働いていた場合は、週あたり490.00NZ＄、週に15時間から29時間働いていた場合は、週あたり250.00NZ＄がそれぞれ支払われた。

第三に、感染症や隔離などに対する休暇支援制度である（New Zealand Government 2020f）。COVID-19に感染したことなどから隔離を講じることが保健当局から求められ、従業員が自宅も含めて仕事をできない場合には、雇用主は従業員の休暇分の賃金が充てがわれた。週に20時間以上働いていた人は1人当たり585.80NZ＄、週20時間未満の労働者には1人当たり350.00NZ＄がそれぞれ支払われた。

第四に、社会的弱者のためのライフラインの提供である。住宅困窮者に対しては、7日以内に泊まる場所がない場合は緊急住宅の申請が可能である（New Zealand Government 2020g）。空室のホテルやモーテルなどを政府から斡旋してもらえる。このほかにも生活の必需となる電気、ガス、水道料金に対しても最大200.00NZ＄が政府から補償される（New Zealand Government 2020h）。緊急で食料が必要な場合は、地元のフードバンクから食料が提供される。支援が必要な人は常にオンラインで相談できる体制が整備され、ネット環境にない人には携帯電話も支給される。

このように、ニュージーランドにおいては経済的な支援のみならず、住宅・電気・食料といった生活になくてはならないライフラインの提供もきめ細やかに支援を行っている。ニュージーランドでは平時から社会福祉サービスが充実しており、COVID-19での経済支援の大半は新たな制度を設けたものの、社会的弱者のためのライフライン支援においては、従前からの福祉制度が適用されているのが特徴的である。

3.3　国家行動計画（National Action Plan）の策定

ニュージーランドでは、「国家危機管理センター（National Crisis Management Centre）」（NCMC）が「国家行動計画（National Action Plan）」を定め、コロナを危機管理の対象と位置づけ、国家による一元的な対応を行っている（New Zealand Government 2020i）。「National Action

Plan」の方針として、図2で示されている21項目が定められている。「National Action Plan」には、コロナ対応における国や関係機関の役割や体制のみならず、感染拡大時のシナリオなども詳細に定められている。COVID-19での国家としての対応事項のみならず、世界のリーダーとしてのニュージーランドが果たすべき役割や、国民へのコミュニケーションの提供のあり方まで「National Action Plan」に定められている。

---

(1) 国民の信頼と信用を維持する。

(2) 疫学的証拠に対応した COVID-19 警戒レベルの段階的な移行を可能にする。

(3) 必要不可欠なサービスを維持し、リーダーシップチームによって特定された対応スキームの問題を緩和する。

(4) クラスターを隔離することで急激な感染者の増加を緩和する能力を強化しながら、抑制戦略を支援・維持するために必要なすべての対策を特定し、実施する。

(5) 感染ピーク時のパンデミック・シナリオ「Manage It」を想定して、保健システムの能力と能力を維持し、可能な限り保健部門の能力と準備態勢を強化するための対策を特定し、実施する。

(6) 国の総合的な福祉サービスの提供を調整し、福祉機関は感染期間中に必要不可欠なサービスを継続的に提供できるようにする。

(7) 宿泊施設の提供、脆弱な世帯への食糧の配達、財政援助や子どもの世話などの福祉の問題を特定し、対処する。

(8) 経済的影響を評価し、企業や家計への影響を最小限に抑える。

(9) 国の対応を支援するために必要なサービスを維持し、必要に応じて調整する。

(10) 政府と民間セクターの間の協働により一元的な国家的な対応を実施する。

(11) ニュージーランドは、適切で模範となるような対応を通じて、世界のリーダーとみなされる。

(12) 国民へのオープンで透明性のあるコミュニケーションの提供を確保する。

(13) 正確な情報を最大限に普及させるために、国、地域、地方の対応レベルで一貫したコミュニケーションを提供する。

(14) 国の必要不可欠なサービスや重要な設備を支援するために、サプライチェーンを維持する。

(15) 対応に見合ったライフラインやインフラの保護を進める。

(16) 死者を祀る冠婚葬祭を維持するための対策を実施し、ピーク時のパンデミック・シナリオ「Manage It」の下で感染対策に則って実施する。

(17) 法と秩序を維持し、生命と財産を保護し、救助、医療、消防、その他の必要不可欠なサービスの移動を支援するために、権限または制定された法律の範囲内であらゆる措置を講じる。

(18) 地域の民間防衛緊急事態管理（CDEM）グループ全体に指示と調整を提供する。

(19) 国境規制を維持し、COVID-19 の拡散と影響を制限するための国家対応を支援する。

(20) COVID-19への対応により影響を受けた海外のニュージーランド人やニュージーランド国内の外国人のために、ニュージーランドの国際的な関与を効果的に提供するための調整を行う。

(21) 他の国や機関と連携して開発途上国からの支援要請に対応するだけでなく、準備を支援するためのパートナーへの準備支援を提供することを含めて、パンデミックに対応するための国際的な取り組みに対するニュージーランドの貢献を促すための準備をする。

図2　National Action Plan で定められている 21 の戦略的目標

「National Action Plan」では、COVID-19 対応における CDEM の役割が明確に位置づけられている。まず、隔離・検疫体制の確立と福祉サービスが国民に提供できるために調整機能を確立することが CDEM に求められている。広域自治体レベルと地域自治体レベルでの多機関による COVID-19 の対応を調整するために、CDEM グループは「District health boards（地区保健委員会）」（DHB）と「Public Health Unit（公衆衛生ユニット）」（PHU）を支援することが定められている。CDEM グループのコントローラーの役割としては、地域の保健コーディネーターや地域の保健医療担当者と協力し、CDEM グループ計画の下での CDEM の対応と、資源や機能を調整し、関係各局に指示することが定められている。このように、ニュージーランドでは危機管理部局としての CDEM が率先して COVID-19 の対応を保健部局と調整を図りながら推進することが求められているため、国として一元的かつ迅速な対応が可能であると考えられる。

　ところで、カンタベリー地震においても、CDEM Act 2002 に基づいて CDEM を中心となって応急対応が図られた。CDEM は米国のインシデント・コマンド・システム（ICS）が導入され、国と地方レベルでの取り組みが標準化されているため、国からのトップダウンにより迅速に対応できたと評価されていた（向井洋子 2019）。COVID-19 の対応においても CDEM の役割が明確化していることから、COVID-19 においても迅速な対応が図られたのは、カンタベリー地震での経験が好影響を与えているものと推察される。

3.4　コミュニティでの対応計画

　ニュージーランドでは水際対策と検査体制により感染の封じ込めに成功しているが、最善の予防策を可能な限り講じても、コミュニティ内で新たな感染者が発生し、感染が拡大するリスクは依然として有している。そのため「National Action Plan」のみならず、コミュニティでの対応計画として「Stamp it out: Our plan to respond to new COVID-19 cases in the community（コロナを根絶させよう：地域における COVID-19 の新たな事

例に対応するための計画）」を策定し、コミュニティ単位での感染拡大防止策を徹底している（New Zealand Government 2020j）。

　コミュニティ単位でのCOVID-19の排除戦略を実行するために、個人の衛生対策、外出自粛、検査、連絡先の追跡、隔離を対策の柱として位置づけている。こうした対策が不十分な場合は、地域の実情に応じたロックダウンなど政府の最小限の介入によりCOVID-19を制御することで、感染の封じ込めを徹底的に推し進めようとしている。感染拡大の状況によっては警戒レベル3・4を設定し、行動制限をかけることを厭わないと記されている。COVID-19の対応をコミュニティにすべて任せるのではなく、感染状況が地域に限定されたものか全国的な規模であるかどうかに関係なく、国による強力なコントロールが行われると明記されている。

　興味深いのが地域社会で感染が拡がることを想定した幾つかのシナリオを設定し、その状況下での対応策について事前にシミュレーションしている点である。たとえば、高齢者向け介護施設でクラスターが発生した場合の中央政府と地方自治体の対応策について示されている。この場合は、ニュージーランド政府としては警戒レベル1にとどまる可能性が高く、対応は国の支援を受けながらのローカルな対応になることが想定されている。

　また、大規模なスポーツイベントやコンサート会場などで複数のクラスターが発生し、全国に感染が拡がった場合についてのシナリオが設定されている。この場合であれば、警戒レベルの引き上げが実施されるとともに、国家レベルで戦略的意思決定を行い、リスクレベルに応じた対応の主導権を握ることと、中央政府は、保健法またはCOVID-19公衆衛生対応法に基づく大臣命令を実施するとともに、企業、学校、地域社会および国民に対して支援や指導を行うことが明記されている。

4　市民社会による支援

4.1　ローカル・ボランティアセンターによる支援

ニュージーランドではコミュニティ単位でのきめ細やかな支援を行って

いる。その中枢を担うのが、ローカル・ボランティアセンターである。ローカル・ボランティアセンターは、全国に 20 か所、おおむね広域自治体に 1 か所設けられている。COVID-19 以前から福祉や環境、コミュニティ支援といったさまざまな領域でボランティアとボランティアの支援を必要とする人々とのコーディネートを展開してきた。

　警戒レベルに応じたボランティアガイドライン[4]をローカル・ボランティアセンターと NCMC との共同で発行している（Volunteering New Zealand 2020a）。このガイドラインには感染が疑わしい人がボランティアを行わないことに対する要請とボランティア活動中における感染防止対策や健康対策などの留意事項が詳細にまとめられている。

　ニュージーランドでは警戒レベル 4（ロックダウン中）においてもボランティア活動を推奨している。当然ながら、健康でない場合は自己隔離するなど保健省のアドバイスに従うことを求め、自分自身の健康が第一であることを訴えている。レベル 4 においては、政府によって必要不可欠とみなされたサービスに係る支援のみが認められ、その場合でも COVID-19 の感染リスクを最小限に抑える方法で運営しなければならないと定められている。そのうえで、自分自身の健康状態が良好な場合は、近所の人たちや友人などをどのようにサポートできるかを考え、地域のネットワークのなかでサポートを必要としている人がいないかどうかを確認することを推奨している。ボランティアセンターのホームページには、「ボランティア活動を行うことで、ニュージーランドにおける COVID-19 感染の抑制を図り、たとえ自己隔離をしていても、コミュニティから切り離されたり孤立したりすることがないようにお互いに支え合うことができる。また、物理的距離を確保していても、優しさとつながりは、維持されたり、与えられたり、受け取ってもらえる」と記載されている（Volunteering New Zealand 2020b）。COVID-19 での危機的状況だからこそ、ボランティア活動を積極的にとらえ、感染防止策に配慮しながらもボランティアによる支援によって人々のつながりの確保を求めていることがうかがえる。図 3 には警戒レベル 4 で可能なボランティア活動の一例、図 4 には警戒レベル 3 でのボランティア活動の一例を示している（Volunteering New Zealand

1. 他者のことを考え、自分の行動を考え、親切にしましょう。すべてのコミュニティの人々は、COVID-19 の課題に何らかの形で直面することになるでしょう。
2. 隣人とつながり、手を差し伸べましょう。自己隔離の時間が増えるにつれ、私たちは心身の健康のために、つながりを保ち、お互いを確認し合う新しい方法を見つける必要があります。電話番号を共有し、連絡を取り合う。特に高齢者の隣人には、ウイルスが原因で重篤な病気にかかるリスクが高いので、注意しましょう。
3. 地域のオンライングループを最大限に活用しましょう。最新情報を入手し、情報を共有し、地域社会の会話に積極的に参加できるように努力しましょう。
4. 社会的弱者や孤立した人々を支援しましょう。コミュニティ内のさまざまなグループがリスクを高めており、社会的孤立や孤独感はすべての年齢層にとって重要な懸念事項です。地域の支援サービスにボランティアで参加したり、フードバンクに寄付したりするなどの支援ができます。
5. 正確な情報とアドバイスを共有しましょう。COVID-19 について不安を感じている人をサポートしましょう。

図3　警戒レベル4で可能なボランティア活動（コミュニティ・アクション・レスポンス）

(1) 自宅にいながらできるオンラインの「バーチャル」ボランティア。
(2) 電話や他のオンラインツールを介して、隔離している人たちとつながること。物理的に距離が離れているからといって、社会的に孤立しているわけではないことを忘れないでください。
(3) 隣人のために顔を出し、隣人に声をかけ、隣人のニーズを確認し、隣人グループのチャットや電話帳、フェイスブックページなどで連絡を取り合うこと。
(4) 他の人のポジティブな出来事を祝い、ポジティブな話の投稿を共有すること。あなたが直接助けることはできなくても、励ましは提供することができます。
(5) あなたが助けることができる最善の方法は、私たち全員が置かれている状況の変化を心に留めておくことです。強く、親切に、そして手を洗うことです。

図4　警戒レベル3で推奨されているボランティア活動の例

2020b)。これらを参照しても、オンラインを駆使した隣人でのつながりの確保や社会的弱者や孤立した人々へのサポートをボランティアに期待していることがわかる。

　このような呼びかけが功を奏し、オークランドのボランティアセンターではロックダウン期間中にもかかわらずボランティア活動の申し込みが殺到し、ボランティアをすぐに斡旋できなかった事態が発生したそうだ（Volunteering Auckland 2020）。ロックダウンが解除され、レベル3に下がっても継続的なサポートが必要であり、今後もしばらくの間はボランティアが継続的に必要であると呼びかけている。

　このほかにも、ローカル・ボランティアセンターでは、COVID-19 での

ボランティア活動として、近隣での支援を推奨している。たとえば、孤立しないように隣近所での助け合いを促すことをホームページで推奨しているとともに、実際に困り事が生じれば、近隣のボランティアに繋いでもらえる。ローカル・ボランティアセンター以外でも、近隣で助け合いを進めているウェブページや facebook ページも多く立ち上がっている。[5] 連絡網の作成も推奨され、安否確認や困り事を近隣間で相談できる体制が整いつつある。このように COVID-19 の感染が拡がっている状況下においても、オンラインツール等を介してボランティア活動を積極的に推奨している点が実に興味深い。

4.2　コミュニティ支援のための助成制度

　ニュージーランドではボランティア活動を推奨しているだけでなく、政府によってボランティア団体や支援団体への積極的な助成を行い、財政面からもボランティア活動を支えている。政府は 2020 年 3 月 26 日に COVID-19 によるコミュニティに対する支援を総額 2700 万 NZ＄提供することを発表した。その第一弾として、コミュニティ助成制度「Community Awareness and Preparedness Grant Fund（CAG）」を創設し、一団体あたり最大 5,000NZ＄、総額 480 万 NZ＄を助成することとなった（New Zealand Government 2020k）。COVID-19 でのロックダウン期間中、COVID-19 からの地域コミュニティの回復と福祉サービスの支援を推進している団体に助成され、900 以上もの団体が助成を受けた。マオリ族、太平洋地域の人々、高齢者、障害を持つ人々、現在健康上の問題を抱えている人々、移民コミュニティ、地方で孤立している人々を支援する団体が優先的に助成された。

　これに続く形で、「Community Capability and Resilience Fund（CCRF）」とよばれるコミュニティ助成制度が創設された（New Zealand Government 2020l）。CAG と同様に COVID-19 からの地域コミュニティの回復や支援を行っているコミュニティ団体に対して助成されるのだが、CAG とは異なり単発での助成ではなく、2020 年 8 月 1 日から今後 2 年間にわたって継続的な助成を進めている。CCRF は、COVID-19 のロックダウン中にコミュニ

ティに即時の支援を提供するために政府によって設立された「コミュニティ認知・準備補助金基金（CAP 基金）」の原資を基盤としているため、大規模で継続的な支援が可能となっている。CCRF は、年に 3 回の資金調達ラウンドを設け、コミュニティ団体に複数の応募機会を提供することが特徴である。

　総額 4000 万 NZ＄の宝くじの売上を原資とした基金も新たに設立された（New Zealand Government 2020m）。COVID-19 の影響で資金を失い事業の継続が困難となった組織や、国民のニーズが高まっている社会的事業に対して支援を行うことで、コミュニティの回復力を強化することを狙いとしている。

4.3　災害ボランティア団体による支援

　ニュージーランドの代表的な災害ボランティア団体「Student Volunteer Army（SVA）」も COVID-19 での支援活動を精力的に取り組んでいる。この団体は、ニュージーランドの南島で甚大な被害を受けたカンタベリー地震を契機に設立された。創設者は地震当時クライストチャーチにあるカンタベリー大学の学生だった。2010 年 9 月のカンタベリー地震で、液状化の被害が広範囲に見舞われ、泥かきを要したことから、約 1 万 1000 人ものボランティアを facebook 等で募り、ボランティアの手によって泥かきを行い、街を清掃する活動に従事したとのことである。2011 年 2 月のカンタベリー地震の最大規模の地震が発生し、その際にも大規模なボランティア活動が展開された。

　COVID-19 の支援として、食料配達支援のボランティア活動を展開している（Student Volunteer Army 2020）。ロックダウンで買い物にいけない人に対してボランティアが買い物を代行するという支援を行っている[6]。支援が必要な人は、特設のウェブページから購入したいものを選び、クレジットカードで事前に決済する。ウェブページからの情報をもとに、ボランティアが買い物を代行し、届ける仕組みである。

5 おわりに

　本稿では、COVID-19 に対するニュージーランド政府・市民社会の支援の特徴について報告するとともに、カンタベリー地震における災害対応の経験と COVID-19 での対応との関連について考察した。

　政府の時系列の対応と支援策について概観したところ、警戒レベルの指定やロックダウンの判断にみられるように、日本と比較してもスピード感を持った厳格な対応を打ち出している一方で、政府による経済的な補償と社会的なライフラインの提供といったカネ・モノの双方の手厚い支援がなされていることが特徴的であることが把握できた。このような対応や支援が可能にするのは、国家行動計画（National Action Plan）やコミュティでの対応計画を早急に策定しているとともに、危機管理の対応部局であるCDEM が保健部局と調整して国家として一元的に対応を推進しているからだと推察される。また、COVID-19 に対して政府による迅速な対応が可能となっているのは CDEM が中心的に対応を進めたカンタベリー地震の経験が功を奏していると考えられる。感染防止対策はリスクアセスメントに基づいた厳格な対応を推し進めているものの、計画やガイドラインには国民に対して協力を呼びかける情緒的なメッセージも要所要所に刻まれていることや、首相が率先して国民に寄り添って語りかけていることなどから、国民が政府を信頼し、フォロワーシップを持っていることで、政府によるCOVID-19 の対応の効果をより一層高めていると思われる。

　ニュージーランドの市民社会の支援の特徴として、COVID-19 で支援の手を途絶えるのではなく、むしろ近隣でのボランティア活動を積極的に推進していることがあげられる。ボランティアに対してはオンラインを駆使してのボランティア活動や、つながりの確保と社会的弱者や孤立した人々へのサポートを期待していることがうかがえた。政府が早々にボランティア団体に対して助成制度を展開したことも、COVID-19 による支援活動の輪が拡がった大きな要因であるだろう。COVID-19 でお互いが大変であるからこそ、支援の輪を拡げていく。こうした当たり前の支援のあり方につ

いて、日本は大いに学ぶべきだろう。

注

1) たとえば、松丸さとみ「ニュージーランド、新型コロナ『勝利宣言』迅速措置と発信力奏功」Newsweek 日本版、2020 年 4 月 23 日、の記事のタイトルからも明らかなように、ニュージーランドの政府の対応について高い評価を得ている記事が散見される

2) アンダーン首相が「黄金ルール」について説明した会見は以下の URL から確認できる（https://www.facebook.com/34497296301/videos/967105137134261/）（2020 年 12 月 20 日最終確認）。

3) ニュージーランドの人口は「Stats NZ, Population」（https://www.stats.govt.nz/topics/population）を、PCR 検査数は「New Zealand Government, Ministry of Health, Testing for COVID-19」（https://www.health.govt.nz/our-work/diseases-and-conditions/covid-19-novel-coronavirus/covid-19-data-and-statistics/testing-covid-19）を参照した。日本の人口は「総務省統計局人口推計令和 3 年 1 月報」（https://www.stat.go.jp/data/jinsui/new.html）を、PCR 検査数は「厚生労働省 新型コロナウイルス感染症 国内の発生状況」（https://www.mhlw.go.jp/stf/covid-19/kokunainohasseijoukyou.html）を参照した。

4) ボランティアガイドラインには、ボランティアを行う個人向けのガイドラインとボランティアをコーディネートする組織向けのガイドラインが発刊されている。

5) たとえば、Neighborhood Support Group のホームページ（https://www.neighbourhoodsupport.co.nz/）（2020 年 12 月 20 日最終確認）が立ち上がっている。

6) ロックダウンの際には買い物は一世帯につき代表者 1 人しか行けなかったために、このような支援が行われたと推察される。

参考文献 ••••••••••••••••••••••••••••••••••

毎日新聞, 2020,「NZ はなぜ新型コロナ対策で成功したのか：日本人研究者が見た首相の優しさと『バブル』」2020 年 11 月 29 日付.

向井洋子, 2019,「調査研究シリーズ（121）ニュージーランドにおける大規模地震後の政治ガバナンス——2011 年カンタベリー地震の事例から」『海外事情研究』46：51-67.

Newshub. 2020, Newshub-Reid Research Poll: Overwhelming number of Kiwis back Government's lockdown decision,（https://www.newshub.co.nz/home/

politics/2020/05/newshub-reid-research-poll-overwhelming-number-of-kiwis-back-government-s-lockdown-decision.html, 2020 年 12 月 20 日取得).

New Zealand Government 2020a, Ministry of Health, COVID-19: Current cases (https://www.health.govt.nz/our-work/diseases-and-conditions/covid-19-novel-coronavirus/covid-19-current-situation/covid-19-current-cases, 2020 年 12 月 20 日取得).

New Zealand Government, 2020b, Unit against COVID-19, New Zealand COVID-19 Alert Levels Summary, (https://covid19.govt.nz/assets/resources/tables/COVID-19-alert-levels-summary.pdf, 2020 年 12 月 20 日取得).

New Zealand Government, 2020c, Unit against COVID-19, Get tested for COVID-19, (https://covid19.govt.nz/health-and-wellbeing/covid-19/covid-19-testing, 2020 年 12 月 20 日取得).

New Zealand Government, 2020d, Work and Income, COVID-19 Wage Subsidy Extension, (https://workandincome.govt.nz/covid-19/wage-subsidy-extension/index.html, 2020 年 12 月 20 日取得).

New Zealand Government, 2020e, Work and Income, COVID-19 Income Relief Payment, (https://workandincome.govt.nz/covid-19/income-relief-payment/index.html, 2020 年 12 月 20 日取得).

New Zealand Government, 2020f, Work and Income, COVID-19 Leave Support Scheme, (https://workandincome.govt.nz/covid-19/leave-support-scheme/index.htm, 2020 年 12 月 20 日取得).

New Zealand Government, 2020g, Work and Income, Emergency Housing, (https://www.workandincome.govt.nz/housing/nowhere-to-stay/emergency-housing.html, 2020 年 12 月 28 日取得).

New Zealand Government, 2020h, Work and Income, Help with living expenses, (https://www.workandincome.govt.nz/eligibility/living-expenses/index.html, 2020 年 12 月 28 日取得).

New Zealand Government, 2020i, Unit against COVID-19, National Action Plan 2.0, (https://covid19.govt.nz/assets/resources/legislation-and-key-documents/COVID-19-national-action-plan-2-issued-1-April.pdf, 2020 年 12 月 20 日取得).

New Zealand Government, 2020j, Unit against COVID-19, Stamp it out: Our plan to respond to new COVID-19 cases in the community, (https://covid19.govt.nz/assets/resources/legislation-and-key-documents/Stamp-it-Out-one-pager.pdf, 2020 年 12 月 20 日取得).

New Zealand Government, 2020k, Ministry of Social Development, 2020, COVID-19 Community Awareness and Preparedness Grant Fund, (https://www.msd.govt.nz/about-msd-and-our-work/newsroom/2020/covid-19/community-awareness-and-preparedness-grant-fund.html, 2020 年 12 月 22 日取得).

New Zealand Government, 2020l, Ministry of Social Development, Community Capability and Resilience Fund, (https://www.msd.govt.nz/what-we-can-do/community/community-capability-and-resilience-fund/index.html, 2020 年 12 月 22 日取得).

New Zealand Government, 2020m, Community Matters, Lottery COVID-19 Community Wellbeing Fund, (https://www.communitymatters.govt.nz/lottery-covid-19-community-wellbeing-fund/, 2020 年 12 月 30 日取得).

New Zealand POLICE, 2020, 105 Police Non-Emergency Supporting Information, (https://web.archive.org/web/20200329094037/https://www.police.govt.nz/105support, 2020 年 12 月 22 日取得).

大津山堅介・齋藤悠介・小松崎暢彦・石井沙知香・松本慎一郎・竹中大貴・廣井悠, 2020, 「COVID-19 に対する都市封鎖の類型化と課題 —— 主要感染拡大国における暫定的事例研究」『都市計画論文集』55 (3)：1350-1357.

Reuters, 2020, UPDATE 1-New Zealand economy bounces back with record growth as pandemic contained, (https://www.reuters.com/article/newzealand-economy-gdp- idUSL1N2IW3CR, 2020 年 12 月 20 日取得).

Student Volunteer Army, 2020, Groceries, (https://shop.sva.org.nz/, 2020 年 12 月 20 日取得).

豊田利久・金子由芳・本荘雄一・山崎栄一, 2018, 「ニュージーランドにおける災害復興制度 —— 現地調査を踏まえて」『災害復興研究』10：63-80.

梅本通孝, 2017, 「ニュージーランドにおける災害対応の体系とその特性」『地域安全学会論文集』31：37-46.

Volunteering New Zealand, 2020a, Guidelines for all levels, (https://www.volunteeringnz.org.nz/vnzs-response-to-covid-19-essential-services-volunteering/, 2020 年 12 月 22 日取得).

Volunteering New Zealand, 2020b, Community response - five things you can do, (https://www.volunteeringnz.org.nz/community/community-response-five-things-you-can-do/, 2020 年 12 月 22 日取得).

Volunteering Auckland, 2020, COVID-19: Volunteering during Level 3, (https://volunteeringauckland.org.nz/news/covid-19-volunteering-during-level-3-1, 2020 年 12 月 30 日取得).

118

【著者略歴】（掲載順）

斉藤　容子 （さいとう・ようこ）―――――――序・イタリア編

関西学院大学災害復興制度研究所主任研究員・准教授。1978 年兵庫県生まれ。
イギリス・ノーザンブリア大学災害と持続可能修士課程修了。関西学院大学総合政策研究科博士後期課程修了。博士（総合政策）。
国連地域開発センター防災計画部、人と防災未来センター主任研究員を経て現職。
論文に「2009 年ラクイラ地震および 2016 年イタリア中部地震の被災者支援の変化に関する研究」（災害復興研究）など。

リズ・マリ （Liz Maly）――――――――――アメリカ編

東北大学災害科学国際研究所国際研究推進 オフィス准教授。1977 年生まれ。
2000 年アメリカ合衆国リード大学芸術学部卒業。2008 年ワシントン大学シアトル校大学院建築学科修士課程修了。2013 年神戸大学大学院工学研究科博士後期課程修了。
人と防災未来センター主任研究員を経て現職。博士（学術）。

李　勇昕 （り・ふしん）―――――――――――台湾編

京都大学防災研究所巨大災害研究センター研究員。1983 年台湾台北市生まれ。
京都大学大学院情報学研究科社会情報学専攻博士後期課程修了。博士（情報学）。
研究のキーワードは災害情報、防災教育、震災復興である。
主な論文に「台湾の『明星災区』の意義と課題 ―― マスメディアと住民のインタラクションを中心に」（災害情報）、「当事者研究からみる住民主体の震災復興 ―― 防災ゲーム『クロスロード：大洗編』の実践を通じて」（実験社会心理学研究）などがある。

石原　凌河 （いしはら・りょうが）――――― ニュージーランド編

龍谷大学政策学部准教授。1987 年京都府生まれ。
大阪大学大学院工学研究科博士後期課程修了。博士（工学）。
専門は地域レジリエンス（地域防災、災害復興、持続可能な都市・地域への再生）。
人と防災未来センター研究員などを経て、2016 年 4 月より現職。
共著書に『復興から日常へ』（K. G. りぶれっと No. 49、関西学院大学出版会）など。

K.G. りぶれっと No. 54

COVID-19 各国の政策と
市民ボランティア
イタリア・アメリカ・台湾・ニュージーランド

2021 年 3 月 31 日 初版第一刷発行

著　者　斉藤容子　リズ・マリ　李勇昕　石原凌河

発行者　田村和彦
発行所　関西学院大学出版会
所在地　〒 662-0891
　　　　兵庫県西宮市上ケ原一番町 1-155
電　話　0798-53-7002

印　刷　協和印刷株式会社

関西学院大学出版会「K・G・りぶれっと」発刊のことば

大学はいうまでもなく、時代の申し子である。

その意味で、大学が生き生きとした活力をいつももっていてほしいというのは、大学を構成するもの達だけではなく、広く一般社会の願いである。

研究、対話の成果である大学内の知的活動を広く社会に評価の場を求める行為が、社会へのさまざまなメッセージとなり、大学の活力のおおきな源泉になりうると信じている。

遅まきながら関西学院大学出版会を立ち上げたのもその一助になりたいためである。

ここに、広く学院内外に執筆者を求め、講義、ゼミ、実習その他授業全般に関する補助教材、あるいは現代社会の諸問題を新たな切り口から解剖した論評などを、できるだけ平易に、かつさまざまな形式によって提供する場を設けることにした。

一冊、四万字を目安として発信されたものが、読み手を通して〈教え─学ぶ〉活動を活性化させ、社会の問題提起となり、時に読み手から発信者への反応を受けて、書き手が応答するなど、「知」の活性化の場となることを期待している。

多くの方々が相互行為としての「大学」をめざして、この場に参加されることを願っている。

二〇〇〇年　四月